DR. ANNA HERZOG &
LUCINDE HUTZENLAUB

Männer grippe

Husten, Schnupfen, Heiserkeit
und andere für Kerle
lebensbedrohliche Zustände

DR. ANNA HERZOG &
LUCINDE HUTZENLAUB

Männer grippe

Husten, Schnupfen, Heiserkeit und andere für Kerle lebensbedrohliche Zustände

Eden
BOOKS

Inhalt

Prologitis

Ich habe einen sehr tapferen Mann. Wirklich. Ich erinnere mich, es ist schon einige Jahre her, da kam ich von einem Elternabend nach Hause und fand einen Zettel von ihm auf dem Küchentisch mit der Nachricht:

Habe mir beim Baumschneiden in die Hand gesägt. Bin ins Krankenhaus gefahren. Mach dir keine Sorgen!

Ich habe mir selbstverständlich Sorgen gemacht. Wenn ein Mann sich freiwillig ins Krankenhaus begibt, steckt definitiv etwas Ernstes dahinter. Später stellte sich heraus, dass er nicht nur allein ins Krankenhaus gefahren war, sondern vorher auch noch sein Blutbad beseitigt hatte, damit keines der Kinder oder gar die liebende Ehefrau erschrecken muss, sollte irgendjemand von uns aus Versehen die Diele durchqueren, durch die er sich ins Haus geschleppt und die Küche betreten hatte, wo unser Erste-Hilfe-Kasten steht.

Verantwortungsvoll, heldenhaft, stark.

So ist er.

Mein Mann.

Ich wäre vermutlich allein beim Anblick des Blutes ohnmächtig geworden und niemals in der Lage gewesen, selbst zu fahren – und zwar egal, ob er oder ich mir in die Hand gesägt hätte. (Nur fürs Protokoll: Mir wäre es nicht passiert, denn ich halte mich von Sägen fern.)

Seine Verletzung war in der Tat ernst. Er hatte sich nämlich die Daumensehne durchtrennt und musste operiert werden. Ja, das konnte ambulant gemacht werden, und, so erzählte er mir, als er mit einem Schnaps in der gesunden Hand und einer beeindruckenden Gipsschiene an der anderen auf unserer Couch saß, er hätte für diese Lappalie auch keine Narkose gebraucht, wenn der behandelnde Arzt nicht darauf bestanden hätte. Ihm hätte was zum Draufbeißen gereicht. Gut, das mit der Sehne ist eben auch eine richtige Männerverletzung. Blut, beinahe abgehackte Gliedmaßen, Unfälle aufgrund von unsachgemäßem Gebrauch von Fortbewegungsmitteln jeglicher Art, erhöhter Geschwindigkeit oder irgendwas, was einem beim Ballspielen passieren kann: eine Lappalie. Etwas, worauf man stolz sein kann. Lässig binden sich Männer verletzte Arme, Beine oder Köpfe mit alten T-Shirts ab und gehen ein Bier trinken. Ganz nach dem Motto: War was?

Völlig anders verhält es sich mit Befindlichkeiten, die sie nicht selbst hervorgerufen haben oder die keine Narben verursachen, mit denen man in Umkleidekabinen oder bei Söhnen nicht angeben kann und die von selbst und innen heraus entstanden sind. Blut ist sexy. Mit einem fehlenden Finger kann man immer noch alles machen, was fürs Mann-Sein so nötig ist. Mit Halsweh, Schnupfnase oder Husten hingegen kann man nichts. Überhaupt nichts. Nur sterben möglicherweise. Und zwar schneller, als einem lieb ist.

Eine verstopfte Nase ist – bedrohlich. Lebensgefährlich.

Damit ist nicht zu spaßen. Das erfordert sofortige Maßnahmen. Mindestens absolute Bettruhe – wobei *Ruhe* relativ
ist und maximal die Belästigung durch sprechende Ehefrauen
oder spielen wollende Kinder beinhaltet, aber in keinster Weise
die Fähigkeit beeinträchtigt, Sportsendungen im Fernsehen zu
verfolgen. In maximaler Lautstärke. Ganz im Gegenteil: Es gibt
Studien, die belegen, dass Sportsendungen sich positiv auf den
Genesungsprozess auswirken und die Lebensdauer eines dahin-
siechenden männlichen Wesens erheblich verlängern. Erheblich! Zur Not geht auch irgendwas auf DMAX.

Es gibt übrigens einen Ausruf, einen Initialmoment, der – aufgrund seiner Lautstärke und Brisanz – sofort die Welt aus ihren
Angeln hebt. Er hat schon Ehen zerstört, große Unternehmen
ruiniert und politische Krisen hervorgerufen. Er ist kurz, kraft-
voll und hat genügend Power, die Zeit anzuhalten. Nein, danach
ist nichts mehr, wie es war.

Und er läutet die Apokalypse aka Männergrippe ein. Bei-
name: die gemeine. Wir sprechen von: »Hatschi!«

Ja, Männergrippe ist bedrohlich – und zwar für Männer und
Frauen gleichermaßen. Die einen leiden und die anderen erst
recht. Aber wie kann man eine gewöhnliche Erkältung überhaupt von einer wirklich bedrohlichen Männergrippe unterscheiden? Und wie kann Betroffenen geholfen werden, diese
schwere Krankheit ohne nachhaltige Schäden beiderseits zu
überstehen?

Anna und ich sind beide verheiratet, wir haben insgesamt acht Kinder (ja, auch Söhne dabei), eine von uns hat als

HNO-Ärztin gearbeitet (Anna) und eine als Heilpraktikerin (ich, Lucinde). In diesem Büchlein suchen wir die Wahrheit über die Männergrippe, gehen der Frage nach, ob auch Frauen Männergrippe bekommen können, ob andere Kontinente ebenfalls betroffen sind (denn dann müsste man selbstverständlich von einer Pandemie sprechen), wir fragen uns, wie man am besten damit umgeht und ob es evolutionäre Rechtfertigungen für dieses Phänomen, pardon, diese Bedrohung der männlichen Menschheit gibt. Wir sammeln wertvolle Tipps von Betroffenen, Erfahrungsberichte und spenden Trost und Mitleid. Sehr viel Mitleid.

Männer, wir sind bei euch. Wir lassen euch nicht im Stich. Die Männergrippe existiert! Natürlich! Ihr seid die Allerärmsten!
Frauen, wir sprechen später.

Lucinde & Anna

PS: Natürlich ersetzt dieses Buch nicht den Gang zum Arzt, Männer! Jeder Mann, jede Männergrippe ist anders. Bitte unterschätzt die Symptome nicht, solltet ihr wirklich welche haben – und am besten: Bleibt gesund!

TEIL

*

Die Anatomie der
Männergrippe

TEIL 1

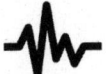

Die Anatomie der Männergrippe

KAPITEL 1

TMG statt PMS – Genetik und Hormone

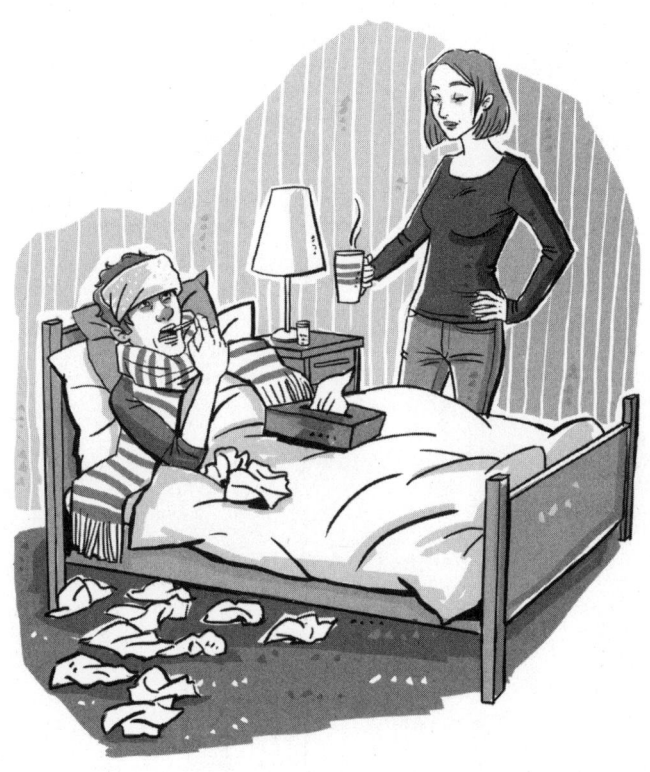

Kleine Fallgeschichte

Sarah P., Felix N. (beide 28), München:

»Ooooooh, Sarah! Ich ... Sarah, ich ... es geht mir so schlecht, ich ...«

»Um Gottes willen, Felix! Was ist passiert? Hast du dich verletzt? Bandscheibe? Nierenkolik? Sag doch was, Schatz!«

»Nein, ich ... Sarah ... oh bitte, sprich nicht so laut!«

»Felix, komm schon! Was ist passiert? Ich habe Angst!«

»Ooooooh, Sarah, mein Kopf! Meine Glieder! Oh, und mir ist so schwindelig!«

»Bist du gestürzt? Soll ich den Notarzt rufen? Kann ich ...«

»Nein ... nicht gestürzt ... ich ... kannst du mal meine Stirn fühlen? Ich glaube ...«

»Fieber? Felix, deine Stirn ist ganz normal. Du siehst auch ganz normal aus, vielleicht ein bisschen ... Schnupfen? Felix? Hallo? Taschentücher sind in der Schublade mit dem Thermometer, aber das weißt du doch.«

»Ja, schon, aber ... oh, könntest du mir beides holen? Und bitte gleich auch noch ein kühles Tuch für meine Stirn, eine Zitronenlimo ... vielleicht ... mit Strohhalm ... und wenn es nicht zu viel verlangt ist: ein Honigbrot in mundgerechten Stückchen?«

»Äh ...«

»Oh, Sarah, ich fühle mich so schwach. So elend. So krank. Ich glaube, ich kann heute nicht zur Arbeit gehen. Und hör mal meine Stimme! Ich krächze ja auch fürchterlich! Ich muss bestimmt sterb...«

»Felix!«

»Doch, doch! Du musst nur genauer hinhören! Kannst du vielleicht auch bei der Arbeit anrufen?«

»Ich soll für dich ...?«

»Bitte! Ich flehe dich ...«

»Schon gut, schon gut. Ich ruf' ja schon an. Noch was?«

»Hast du schon mal Hühnersuppe gekocht?«

»Hühnersuppe?«

»Ja, da gibt es dieses Rezept von meiner Mutter, das ...«

»Felix?«

»Ja?«

»Am besten wir rufen deine Mutter gleich an und fragen sie, ob sie nicht vorbeikommen und sich um ihren todkranken Sohn kümmern möchte.«

»Echt jetzt? Das würdest du für mich tu...«

»Ganz ehrlich? NEIN. Ich gehe jetzt arbeiten. Und wenn du deine Mutter und deinen Chef benachrichtigen willst, dann mach das. Und zwar selbst. Und nach der Arbeit gehe ich mit Nicky auf einen Drink. Oder fünf.«

»Mann, Sarah! Ich bin echt krank! Warum bist du denn so mies drauf? Frauen, echt! Immer das Gleiche. Hast du deine Tage oder was?«

Dass sich Männer und Frauen unterscheiden, ist ja kein Geheimnis. Nur der Korrektheit halber: Es hat allerdings nichts mit der Fähigkeit zu tun, einen Personenkraftwagen in eine viel zu kleine Parklücke zu zwängen, nur um sich hinterher aufzuführen, als hätte man dafür mindestens den Nobelpreis verdient.

Nein, wir sprechen hier von etwas Großem. Wichtigem. Grundsätzlichem. Und zwar zuallererst von der Genetik. Chromosomen und so. Natürlich wollen wir es damit nicht übertreiben, aber ein paar winzige Erklärungen schaden ja auch nicht. Schließlich wollen wir die Männer und ihre Befindlichkeiten ja verstehen. Sie können nämlich nichts dafür, dass sie so sehr leiden. Um es genau zu nehmen, können sie genauso wenig dafür, wie wir Frauen für das grausame prämenstruelle Syndrom, kurz PMS, das uns einmal im Monat lahmlegt und dem Männer gern mit Unverständnis und Missfallen begegnen. Aber wir wollen es besser machen. Denn wir weiblichen Wesen, die wir empathiebegabt durchs Leben gehen, können hier eine große Versöhnung herbeiführen und müssen uns fortan nie wieder über unsere Männer ärgern, lustig machen oder uns fragen, wie aus dem Held in schimmernder Rüstung nur so ein Weichei werden konnte. Also, wenn der Nobelpreis schon an irgendjemanden geht, dann an uns Frauen. Und zwar für Frieden, Verständnis, Geduld und Wohlwollen.

Fangen wir an: Egal ob Mann oder Frau – wir haben alle 23 Chromosomenpaare, die man in jedem Haar, jeder Hautzelle und einfach überall in unserem Körper exakt gleich wiederfinden könnte, wenn man sich die Mühe machen würde, danach zu suchen.

In diesen Chromosomen finden sich alle Informationen, die den jeweils einzigartigen Menschen zu dem machen, was er ist. Ein Chromosomenpaar besteht aus zwei Chromosomen. Bei Frauen sind es zwei X-Chromosomen und bei Männern einmal X und einmal Y. Genetiker haben nachgewiesen, dass auf den X-Chromosomen mehr Gene liegen, die für die Immunabwehr zuständig sind. Das heißt, wir Frauen sind einfach besser aufgestellt, was das Immunsystem angeht. Rein optisch steht XX natürlich sowieso schon viel stabiler als XY da, oder? Dem Y fehlt ja auch ein Bein. Hätten sie uns gefragt, wir hätten es ihnen gleich sagen können. So oder so: Frauen kommen mit Viren und Bakterien grundsätzlich also schon mal besser klar. Wir haben einfach das bessere Immunsystem. Das ist aber nicht nur ein Vorteil, denn gleichzeitig ist es so stark, dass es gern mal den eigenen Körper angreift, weshalb Frauen dafür eher Probleme mit Autoimmunerkrankungen haben, wie zum Beispiel Rheuma oder Hashimoto-Thyreoiditis, eine Entzündung der Schilddrüse. Aber das ist eine andere Geschichte.

Nun zu den Hormonen. Ein Aufschrei geht durch die eine, maßgeblich testosterongesteuerte, Hälfte der Gesellschaft: *Waaas? Hormone? Das sind doch die fiesen kleinen Dinger, die dafür sorgen, dass meine Freundin einmal im Monat so schlecht drauf ist und man nichts mit ihr anfangen kann!*

Ja, in der Tat, Männer, das machen Hormone – in diesem Fall vor allem Progesteron und Östrogen. Die sorgen nämlich dafür, dass wir einen funktionierenden Zyklus haben, der es uns ermöglicht, Kinder zu bekommen. Was für ein großartiges Wunder und Geschenk der Natur, oder etwa nicht? So toll es aber ist, dass der weibliche Körper den Fortbestand der Menschheit sichert, so anstrengend sind die Nebenerscheinungen, denn diese Hormone bescheren vielen von uns in schwangerschaftsfreien Zeiten je nach Zyklustag ekelhafte Beschwerden wie Krämpfe, Rückenschmerzen, Migräne, Müdigkeit, Wasseransammlungen, Stimmungsschwankungen – und nicht zu vergessen Blutungen, die uns ein paar Tage lang das Leben schwer machen.

Und das ist wirklich so. Messbar. Und vor allem: einmal im Monat, Männer!

Aber eigentlich könnt ihr froh darüber sein, denn dadurch kennen wir die Wirkung von Hormonen ziemlich gut und sind dementsprechend nachsichtig. Wenn uns nun also jemand erklärt, dass die tödliche Männergrippe, kurz TMG, ebenfalls durch Hormone ausgelöst wird – und zwar ganz genau so wie PMS –, dann freut euch über unser neu entflammtes Verständnis. Und arbeitet an eurem. Ähem.

Die Hormone sind aber nicht nur bei PMS und TMG beteiligt, sondern auch beim Muskelaufbau und Knochenwachstum, sie sind für den Stoffwechsel zuständig und regeln den Sexualtrieb, um nur einige ihrer lebenswichtigen Aufgaben zu nennen.

Männer und Frauen produzieren übrigens beide Östrogen und Testosteron, die jeweiligen Sexualhormone, allerdings in unterschiedlichen Mengen. Das weibliche Sexualhormon Östrogen regt, oh Freude, die Vermehrung der spezifischen Abwehrzellen an (die sogenannten B- und T-Zellen, im Gegensatz zu den Allesfresserzellen). In Superhelden-Personalunion ist die weibliche spezifische Immunabwehr also quasi Lara Croft.

Euer heiß geliebtes männliches Testosteron ist währenddessen eben mit anderen Dingen beschäftigt. Bärte. Muskeln. Tiefe Stimme. Megawichtig. Allein: Es kostet eben Immunkraft. Man muss Prioritäten setzen. (Ihr habt natürlich auch Lara Crofts, die euch verteidigen. Nur eben kleiner. Und schwächer. Und ... mit mehr Haaren.)

Weil das weibliche Abwehrsystem eben dementsprechend schneller und aggressiver ist, werden wir schon mal weniger schnell kränklich. Außerdem reagieren Frauen auf Impfungen mit deutlich höherer Immunantwort – dank Lara.

Krank werden wir natürlich auch. Aber da müssen schon schwere Geschütze aufgefahren werden. Männer. Nicht weinen.

Das gute alte Testosteron ist also nicht wirklich eine gute Immununterstützung. Ganz im Gegenteil: Es sorgt nämlich sogar dafür, dass die sogenannten Toll-like-Rezeptoren, also die Türsteher des Immunsystems, verringert werden. Sie, die eigentlich dafür zuständig sind, die bösen Viren, Bakterien und Co. an Lara zu melden, die dann dafür sorgt, dass eure körpereigene Disco verteidigt wird, schauen dann weg, feilen sich die Fingernägel oder beschäftigen sich mit ... Unwichtigem. Alle Bösewichte stürmen rein und sagen nicht Bescheid.

Arme Männer.

Und als würde das noch nicht reichen, ernähren die XY-Träger sich auch noch schlechter. Oh nein, nein – natürlich nicht *während* der Männergrippe, denn da werden sie ja von ihren sie liebenden Frauen umhegt und gepflegt, sondern sonst. Ganzjährig. Immer. Und sie lassen sich weniger gern impfen. Denn was das Testosteron ja auch noch echt gut draufhat, ist, dass es den Männern das Gefühl gibt, unsterblich zu sein. Na ja. Bis eben die TMG zuschlägt.

So ist es eben, Männer, jedes anständige Virus hat bei euch mehr Chancen als bei uns Frauen. Hormone, Gene, Ernährung, eine gewisse Abneigung gegen die Typen in den weißen Kitteln mit den spitzen Spritzen – das alles erklärt also, warum Männer leichter von Viren überwältigt werden als Frauen.

Aber WENN es uns Frauen erwischt, dann zeigen wir zumindest die gleichen Symptome wie die Männer. Also: Warum leiden Männer dennoch mehr? Sind sie etwa zusätzlich zu ihrem ... nun ja, etwas minderbemittelten Immunsystem auch noch schmerzempfindlicher?

Natürlich hat sich die Wissenschaft auch auf diese Frage gestürzt und – tadaaa –, sie sind es ... NICHT. Nicht schmerzempfindlicher. Ganz im Gegenteil. Und dafür ist verantwortlich? Was schon: das Testosteron! Muss hilfreich sein, wenn man die Zähne des Säbelzahntigers nicht ganz so heftig im Arm spürt. Tatsächlich sind Frauen die Sensibelchen. Und was lernen wir daraus?

Wir wagen es ja kaum auszusprechen, aber: Hier scheint die Psyche beteiligt zu sein. Dieses Zeug, mit dem Frauenköpfe so vollgestopft sind, dass sie Männern diese komplizierten Fragen stellen müssen, die sie beim besten Willen nicht beantworten können ...

Männer – davon habt ihr auch etwas abbekommen! Seht gelegentlich einmal nach.

Noch Fragen?

Außer der nach den mundgerecht geschnittenen Honigbroten natürlich ...

Übrigens: Annas und Lucindes ultimatives Hühnersuppenrezept ist auf Seite 247 zu finden.

KAPITEL 2

Vorsorge statt Sorge – wie man Infekte vermeidet

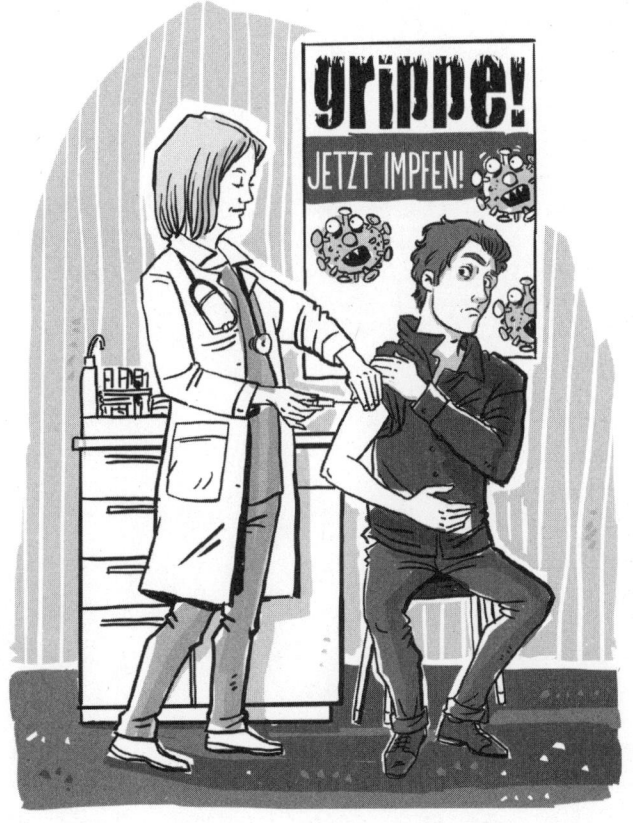

Um gleich mit der Tür ins Haus zu fallen: Die beste Vorbeugung gegen wirklich fiese Krankheiten ist – auch wenn einige das anders sehen – die Impfung dagegen. Die fast vollständige Ausrottung der Pocken ist dafür ein gutes Argument. Wer das anders sieht, darf sich aber auch gern einmal mit den in vielen Ländern – unter anderem Indien – nach wie vor sehr real existierenden Auswirkungen des Lyssavirus auseinandersetzen. Spätestens wenn es um die Tollwut geht, die vom Lyssavirus ausgelöst wird, sind sich praktisch alle über die Sinnhaftigkeit einer vorbeugenden Impfung einig.

Ärzte empfehlen Älteren, Kranken und Schwangeren, sich gegen die echte Grippe impfen zu lassen. Und zwar jeden Herbst von Neuem. Was – die gute Nachricht – die echte Grippe meistens erfolgreich verhindert. Warum aber muss man sich immer wieder impfen lassen? Reicht nicht ein Piks? Für zehn Jahre? Wie bei anderen anständigen Impfungen auch?

Und nun die schlechte Nachricht: Nein. Reicht nicht.

Dazu eine kurze und sehr lückenhafte Abhandlung über Abwehrzellen, denn die menschliche Immunabwehr ist unglaublich kompliziert und von der Wissenschaft keineswegs vollständig verstanden. Also: Abwehrzellen sind weiße Blutkörperchen, die ursprünglich alle von derselben Sorte Stammzellen abstammen. Dann aber bekommen sie alle ein unterschiedliches Training, und zwar in ihren Ausbildungsstätten, zum Beispiel den Mandeln und der Milz. Nach Ende der Ausbildung bilden sie eine sehr effektive und fein abgestimmte Körperarmee, die in den Blutgefäßen, in Organen und Gewebe patrouilliert und nach Angreifern sucht. Dabei gibt es die unspezifischen Abwehrzellen – so eine Art Müllabfuhr –, die alles fressen, was ihnen einigermaßen verdächtig vorkommt, darunter auch Bakterientrümmer und was sonst so in der

Gegend herumliegt; auch sie sind wieder unterspezialisiert, so wie eine Putztruppe ja auch nicht alles reinigt – die einen machen die Fenster und die anderen die Böden. Grob gesagt. Und dann gibt es die spezifischen Zellen, das sind die B- und T-Lymphozyten, die haben schon etwas mehr auf dem Kasten. Die B-Lymphozyten stellen die Antikörper her, die feindliche Eindringlinge so markieren und zusammenklumpen können, dass die Fresszellen sie als Müll erkennen und beseitigen. Unter den spezifischen Abwehrzellen gibt es nun welche mit einem Gedächtnis. Und zwar merken sie sich die Viren, Bakterien oder Pilze, mit denen der Körper schon einmal sehr unangenehme Erfahrungen gemacht hat, und wenn sie das nächste Mal auf ihre Feinde treffen – paff! –, sind die Krankheitserreger weg vom Fenster, ehe sie wissen, wie ihnen geschieht.

Sie sind sozusagen die Navy SEALs unter den Immunzellen. Sie erinnern sich noch Jahre lang an bestimmte Erreger, manche ein ganzes Körperleben lang. Hat man zum Beispiel einmal die Windpocken oder auch die Masern durchlitten, ist das ein für alle Mal erledigt. Bei manchen Krankheiten hält diese Erinnerung nicht ein Leben lang vor, dazu gehört zum Beispiel der gemeine Keuchhusten. Das ist der Grund, warum Erwachsene manchmal einen bellenden und äußerst hartnäckigen Husten entwickeln, ohne darauf zu kommen, dass sie schlichtweg unter Keuchhusten leiden.

Leider können sie ungeimpfte Babys in diesem Zustand anstecken.

Ebenso wie als Reaktion auf eine Infektion erzeugt der Körper Erinnerungszellen auch als Reaktion auf eine Impfung, übrigens auch hier teils vermutlich lebenslang (Masern), teils nur für etwa zehn Jahre (Tetanus, Keuchhusten). Der einzige Unterschied zwischen Impfung und echter Infektion: Die Viren oder Bruchteile von Viren oder anderen Erregern, die dabei in die Muskeln gespritzt werden, machen nicht mehr krank. Deshalb ist eine Impfung gewissermaßen Krankheit light. Kein Fieber, keine Gliederschmerzen, kein Tod.

Impfungen verhindern viele Erkrankungen, und glücklicherweise auch viele, die früher die Menschen, besonders Kinder, dahingerafft haben. Hier folgt ein kleiner Umweg: Kinderkrankheiten heißen nämlich nicht so, weil es sozusagen die kleine Version von großen Krankheiten wäre oder diese Form von Krankheit harmlos, sondern weil sie so dermaßen ansteckend sind, dass man sie unweigerlich schon als Kind bekommt. Und als Erwachsener nicht mehr, weil man entweder immun ist (funktionierende Eliteabwehrzellen) oder eben tot.

Was nun aber für Masernviren gilt – ziemlich dämliche Virenvariante, sehen immer gleich aus –, gilt nicht für Grippeviren. Das sind Schlitzohren. Sie haben nämlich die unangenehme Eigenschaft, ihre Gestalt häufig zu ändern. Jedes Jahr, bei jeder neuen Grippewelle, sieht der Körper sich also ihm völlig unbekannten Viren gegenüber und hinkt mit seiner Abwehr immer hinterher. Man kann sich das in etwa so vorstellen, dass die Truppe der Erinnerungszellen, die Navy SEALs, schwer bewaffnet an sämtlichen Körperöffnungen steht und nach dem Feind Ausschau hält, während das Fußvolk seine üblichen Runden durch den Körper dreht.

Der Feind (in diesem Fall das Grippevirus) sah nun letztes Jahr noch etwa so aus wie ein Ork. Groß, hässlich und intensiv unsympathisch. Ergo hält man – so als Immunzelle – Ausschau nach etwas Orkartigem.

Weit und breit nichts, die Immunsoldaten scharren mit den Hufen. Keine Orks. Nichts Hässliches. Niemand sabbert ihnen das Gewehr voll.

Nur ein grinsendes Häschen hoppelt an den bis an die Zähne bewaffneten Soldaten vorbei. Sie beachten es gar nicht, denn der Feind hat bekanntlich keine weißen Plüschöhrchen und schon gar nicht solche netten vorstehenden Zähnchen.

Wenig später hat das Häschen, immer noch grinsend, seinen Plastiksprengstoff an der Zellwand deponiert und gezündet.

Bis die getäuschte und leider nicht sehr intelligente Armee der Abwehrzellen begriffen hat, dass das Häschen nicht so harmlos ist, wie es tut, sind schon viel mehr Hoppelhäschen mit Sprengstoff unterwegs. Sie vermehren sich nämlich, ganz wie die Häschen im echten Leben, rasend schnell. Das ist dann der Teil, in dem es dem gemeinen virenbefallenen Grippekranken wirklich schlecht geht.

Und der *männliche* Befallene an die Letzte Ölung denkt.

Irgendwann aber hat wenigstens das Fußvolk begriffen, was abgeht, und im Körper findet eine grausame Schlacht statt – das Fieber steigt, der Husten wird unerträglich, die Nase läuft und so weiter –, in deren Verlauf die Häschen besiegt werden und die Spezialeinheit sich mit neuen Waffen eindeckt (häschenspezifische statt orkspezifische; übertragen ins Immunsystem: Antikörper). Und dann folgt das Übliche: Abfieberung, schließlich Heilung, und schon ist der Mann wieder in der Lage, den Müll hinunterzubringen. Jedenfalls theoretisch.

Nächstes Jahr geht das Spiel dann von vorne los. Diesmal halten die Abwehrsoldaten – häschenspezifische Handgranaten in den Flossen – Ausschau nach niedlichen Plüschöhrchen.

Nirgendwo Häschen.

Nächstes Jahr sind es Mammuts.

Uns erinnern die Abwehrzellen immer etwas an Rekruten aus dem ersten Film von *Men in Black*.

Für die, die *MiB* nicht kennen: Das ist eine amerikanische Spezialeinheit, deren Mitglieder aus unverständlichen Gründen aussehen wie die Blues Brothers, nur ohne Hüte. Sie tragen schwarze Anzüge, bei Bedarf Sonnenbrillen und außerdem Blitzdingse, Metallstäbe, die Blitzlichter von sich geben, die wiederum die geniale Eigenschaft haben, die neueste Erinnerung eines normalen Menschen auszulöschen. Und das ist nötig, denn die Men in Black bekämpfen verbrecherische Außerirdische (und betreuen nebenberuflich die weniger schädlichen wie Wurmlinge und einen Typen, der so extrem schielt, dass man sich unwillkürlich fragt, ob sie auf anderen Planeten keine fähigen Augenärzte haben. Als Kompensation kann er seinen Kopf nachwachsen lassen wie ein irdischer Hai seine Zähne. Leider ändert das nichts am Schielwinkel, wir hätten wenigstens darauf gedrungen, dass wir uns unterschiedliche Kopfmodelle aussuchen können – sicherlich hätten wir keinen mit derartig vorstehenden Zähnen genommen).

Da aber dem Normalmenschen offensichtlich ein Kontakt mit all diesen teilweise schwanztragenden und teilweise mit wirklich unappetitlichen Eigenschaften ausgestatteten Außerirdischen nicht zuträglich wäre, laufen die Außerirdischen auf den Straßen gut getarnt herum. Ähnlich wie die harmlosen Erreger im Körper, um mal den Bogen zu dem eigentlichen Thema zurück zu schlagen.

Wenn die Außerirdischen nun aber unangenehm auffallen – sei es, weil sie gerade einen Menschen versehentlich um die Ecke gebracht haben oder weil sie mitten auf der Straße ein Baby gebären, das vage aussieht wie ein Tintenfisch –, dann lassen die Men in Black die Menschen anschließend in das Blitzdings schauen. Was ihre Erinnerung an die Außerirdischen zuverlässig löscht. Weswegen sie anschließend ohne posttraumatische Belastungsstörung weiterleben können (nein, Blitzdingse gibt es im Körper nicht, hierfür gibt es also keine Entsprechung bei den Abwehrzellen).

Und nun zu Will Smith.

Es ist nämlich so, dass Experten für Außerirdische, die Men in Black, gelegentlich neue Leute rekrutieren müssen, und zwar aus der normalen Menschenbevölkerung.

Dazu wählen die entsprechenden Ausbilder nur die »Besten der Besten« aus, wie einer der Rekruten begeistert brüllt – aber welche Eigenschaften einen dazu machen, das lässt der Film ziemlich offen. Wenn die Jungs, die dort rekrutiert wurden, dazugehören, dann gute Nacht, Amerika.

Jedenfalls werden die »Best of the Best« in das Gebäude der Außerirdischenbekämpfer eingeladen (im Körper vielleicht die Mandeln?). Für einen Test. Assessment-Center. Ganz wie im echten Leben. Und unter diesen Rekruten befindet sich Will Smith.

Im Verlauf dieses Tests müssen die Männer (es ist keine einzige Frau dabei, möchten wir hier einmal erschüttert bemerken) binnen Sekunden entscheiden, welches von einer Herde von sich langsam auf sie zubewegenden Pappmonstern am gefährlichsten ist. Zu diesem Zweck haben sie jeder eine Pistole in der Hand.

Hemmungslos ballern die Jungs auf sämtliche Monster ein (schlagen wir hier mal wieder den Bogen zum eigentliche Thema. Also: Orks. Viren. Ekelhafte Erreger). Nur ein einziger Mann

(Abwehrzelle), Will Smith natürlich, zielt auf ein kleines, unauffälliges Pappmädchen, die kleine Tiffany (Häschen). Will Smith erklärt seine Attacke auf Tiffany anschließend damit, dass ein Grundschulkind, das mitten in der Nacht zwischen einer Herde von ungeheuer brutal aussehenden Monstern mit einem Stapel Bücher über Quantenphysik unter dem Arm auf der Straße unterwegs ist, unmöglich harmlos sein kann. Er ist der Einzige, der anschließend einen Job als Man in Black angeboten bekommt, die anderen »Best of the Best« werden geblitzdingst. Will Smith wäre sozusagen die Steigerung von den Erinnerungszellen, die ultimative mitdenkende Erinnerungszelle.

Leider, leider, leider hat unser Körper keine Will Smiths.

Und deswegen brauchen wir bei jeder Grippewelle eine neue Impfung, nach der die Abwehrzellen dann wenigstens dieses Jahr das Terrorhäschen als gefährlich einstufen.

Nun könnte man natürlich fragen, warum es eigentlich keine Impfung gegen Erkältungen, Entschuldigung, die Männergrippe gibt. Eine Frau würde diese Frage vermutlich beantworten mit »WTF«. Oder – etwas vornehmer – mit: »Wozu?« Denn schließlich ist Schnupfen ja nicht tödlich. Auch wenn Männer das anders sehen.

Einen Mann könnte die Antwort aber interessieren. Sie lautet: weil es zwar nur zwei bis drei unterschiedliche Grippeviren (unterschiedliche Orks, Häschen mit unterschiedlich gefärbten Ohren, Tiffanys) pro Saison gibt, aber zweihundert bis dreihundert unterschiedliche Schnupfenviren.

Dennoch gibt es tatsächlich Bemühungen, gegen zumindest die gefährlichsten von ihnen Impfungen zu entwickeln.

Sie werden von Männern vorangetrieben.

KAPITEL 3

Prophylaxe ... sprich vorher und überhaupt

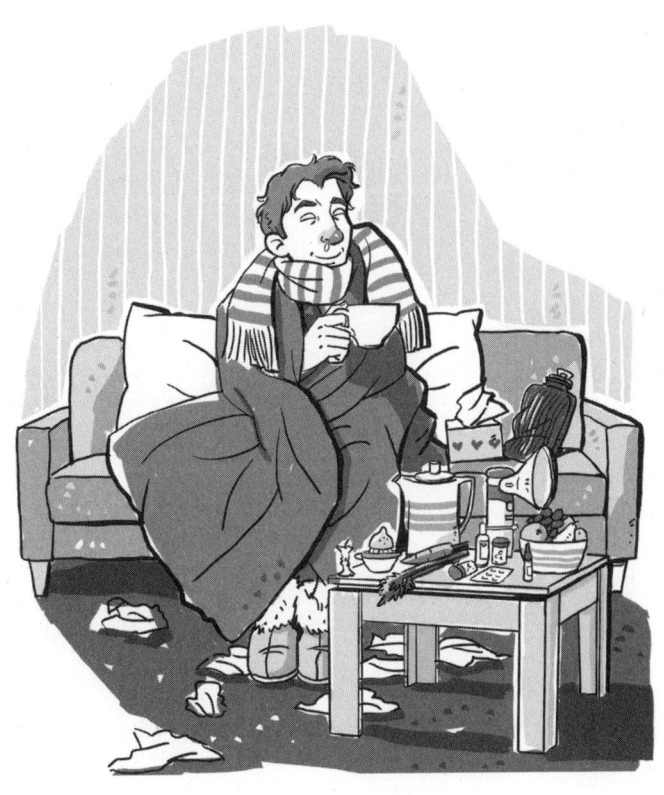

Wir wissen ja, wie sehr Männer Heißgetränke ohne alkoholischen Inhalt ablehnen. Glühwein geht. Jagertee geht auch, obwohl das böse Wort »Tee« darin enthalten ist. Aber immerhin wird er mit schwarzem und nicht mit Kräutertee gemacht. Puh, Glück gehabt, weil Tee ja per se ein Angriff auf die Männlichkeit ist. Wer Tee trinkt, verliert und so. Männer trinken eigentlich alles. Außer irgendwas, was aus getrockneten Blumenwiesen ist.

Manche Männer bestehen ja sogar drauf, dass es nicht Tee-, sondern Kaffeelöffel heißt, und wenn es sich lohnen würde, Kaltgetränke aus Hopfen und Malz in diesen winzigen Dosen zu sich zu nehmen, würden sie sofort eine Petition starten, damit die Dinger in Bierlöffel umbenannt werden. Tja. Empfindlich sind sie nämlich auch noch, die lieben XY-Chromosomenträger.

Bei fast allem. Bei Grippeimpfungen gibt es allerdings solche und solche. Die einen fürchten den Piks – die anderen eben die Grippe. Wir hatten bis zum letzten Jahr immer Glück und blieben gesund, aber dann ... hat es Lucinde erwischt. Sonst hatte niemand was, und das ist natürlich auch gut so. Jedenfalls besser. Ätzend und überflüssig ist die Grippe trotzdem so oder so. Und sie hat Lucinde WOCHENLANG lahmgelegt! Gut, es war die echte Grippe und nicht die TMG, aber darum geht es ja nur bedingt. Wir wollen ja weder diese noch die andere kriegen. SCHON GUT! SCHON GUT! Die andere ist auch echt! Nicht aufregen!

SO. Sollten unsere Leserinnen und Leser Grippeimpfungen ablehnen oder eben schon mittendrin in der akuten Phase sein, dann voilà: die naturheilkundlichen Allrounder, die bei uns immer helfen. Wollen wir mal sehen, ob wir euch nicht doch mit der Natur wieder auf die Beine kriegen. Denn (und das ist der Trick dabei, aber pssst, nicht verraten) entweder sie helfen, und die armen Kranken werden gesund (also, diejenigen, die wirklich krank sind) – oder DIE ANDEREN finden ALLES so grässlich, dass sie lieber doch das Bett, die Couch und das Haus verlassen und sich so normal wie eben möglich verhalten, nur um ja nicht mit weiteren »Medikamenten« aus der naturheilkundlichen Hexenküche vergiftet zu werden. Es ist quasi eine Win-win-win-Situation. Und wir, das Pflegepersonal, gewinnen auf jeden Fall. Fangen wir also an.

Am besten werden wir gar nicht erst krank. Man kann all das unten Genannte nämlich auch prima prophylaktisch, sprich vorsorglich, anwenden.

Behandlungsmethoden / Prophylaxe

Der wichtigste und tollste Trick zur Grippevermeidung ist, was auch die Mutter des Männergrippegeplagten schon in des Mannes Kindheit immer gepredigt hat. Sie hat nämlich gesagt: »Nach dem Klo und vor dem Essen **Händewaschen** nicht vergessen!« Jawohl! Es gibt übrigens eine Studie, die belegt, dass sich Frauen dreimal häufiger die Hände waschen als Männer! Ist ja ein Ding, was? Scheint jedenfalls zu helfen, das olle Händewaschen. Und man kann es sogar durchaus noch erweitern. In der Grippesaison gilt demnach: je mehr Hygiene, desto besser. Wir wollen gar nicht wissen, was an Türklinken, Geländern, Straßenbahngriffen, Einkaufswagen und Sonstigem, was man mit den Händen berührt, so an viralem Sprengstoff klebt. Also, Jungs: Händewaschen! Händewaschen! Händewaschen!

Immer schön jeden Tag an die **frische Luft** gehen. Ganz genau. Und zwar mindestens eine halbe Stunde lang. Egal, ob es regnet oder schneit, Fußball kommt oder die Couch lauter ruft als je zuvor. Bewegung an der frischen Luft spornt das Immunsystem an, ob ihr es glaubt oder nicht. Es wird dadurch fit und wach und aufmerksam – und wenn ihr Glück habt, trifft das auch auf den ganzen Kerl zu. Das ist gesund und – netter Nebeneffekt – macht auch die Frau glücklich.

Vitamin-C-plus-Zink-Retardkapseln. Ja, das gibt es in der Apotheke und auch im Drogeriemarkt (das ist der Baumarkt für Frauen, falls ihr dort noch nie gewesen seid). Vitamin C und Zink unterstützen ebenfalls das Immunsystem, und »retard« bedeutet, dass es aus einem Speicher quasi dauerhaft abgegeben wird. Das bedeutet aber natürlich nicht, dass ihr das HÄNDEWASCHEN sein lassen könnt!

Natürlich unterstützt eine ausgewogene Ernährung das Ganze. Also: **Vitamine** zum Beispiel sind eine tolle Möglichkeit, noch ein paar mehr Abwehrsoldaten zu rekrutieren. Sie befinden sich in OBST und GEMÜSE. Das sind diese grünen, gelben und roten Lebensmittel, die man auch in ROHEM Zustand essen kann.

Und was sagt der gemeine Arzt?
    Arzt: »Prophylaxe!«

Patient: »Gesundheit!«

Arzt: »Moment! Ich habe nicht geniest. Prophylaxe bedeutet Vorbeugung! Vorbeugung ist besser als Nachbeugung. Also: Sport!!! Gemüse und Obst!!! Nicht rauchen!!! Hände waschen!!! Warm anziehen. Aber nicht zu warm!!! Raus an die frische Luft!!!«

Patient: hat sich verdrückt.

Arzt: murmelt etwas von »mangelnder Compliance« und zündet sich eine Zigarette an.

PS: »Mangelnde Compliance« = Patient tut nicht, was Arzt sagt.

PPS: Im Übrigen raten die Ärzte sowieso dasselbe wie die Naturheilkundler. Nur dass sie sich vorher einen weißen Kittel dazu anziehen.

Quiz

 Abwehr und Prophylaxe

(Eine Antwort ist richtig. Oder mehrere. Vielleicht auch gar keine.)

1. Was genau macht das Immunsystem, wenn Männergrippeviren angreifen?
   a) Es steht in der Ecke herum und feilt sich die Nägel.
   b) Nichts. Männergrippeviren gibt es nicht.
   c) Kommt auf das Immunsystem an.
   d) Es verteidigt den Körper und versucht, so viele Viren wie möglich zu killen.

2. Was ist das Gemeine an echten Grippeviren?
   a) Sie haben lange grüne Stacheln.
   b) Nur sehr, sehr gemeine Antibiotika helfen gegen sie.
   c) Quatsch, gar keine Antibiotika helfen.
   d) Sie ändern ständig ihre Gestalt, weswegen man sich jedes Jahr neu impfen lassen muss.

3. Kann man auch gegen die Männergrippe impfen?
   a) Im Prinzip ja; es gibt allerdings noch keinen Impfstoff.
   b) Nein.
   c) Doch.
   d) Aber wer will das schon?

4. Was ist eigentlich ein Blitzdings?
   a) -.-
   b) Ein Dings, das die Erinnerung mittels Blitz löscht.
   c) Der Grund, warum so viele coole Typen mit Sonnenbrillen herumlaufen.
   d) Gibt es nicht.

5. Zu Obst und Gemüse gehören / gehört ...
   a) Pommes frites.
   b) Gras.
   c) Tomatenketchup.
   d) Äpfel.
   e) Alles ist richtig.

6. Wie heißt es richtig? Nach dem Klo und vor dem Essen ...
   a) sollst du tausend Schritte tun.
   b) ändert sich das Wetter, oder es bleibt, wie es ist.
   c) das macht jeden Doktor arm.
   d) macht noch keinen Sommer.
   e) Händewaschen nicht vergessen.

7. Was ist richtig?
   a) Vitamine sind seltene Pflanzen. Möglicherweise aus Venezuela. Blühen blau.
   b) Vitamine ist ein Mädchenname. So wie Wilhelmine. Oder Gutemine.
   c) Vitamine stecken besonders viel in rotem Fleisch.

d) Vitamine stecken besonders reichlich in diesen roten, grünen und gelben Lebensmitteln, die man auch roh essen kann und die »Obst« und »Gemüse« heißen.

8. Bewegung an der frischen Luft ...

   a) ist extrem ungesund. Sport ist Mord, und frische Luft bringt dich in die Gruft.

   b) Frische Luft ist nur in homöopathischer Dosierung zuträglich, in größeren Mengen verursacht sie Hautausschläge.

   c) Besonders im Zusammenhang mit Bewegung.

   d) Es regnet. Das ist schlecht für die Frisur.

   e) Und schlecht für die Sportbekleidung.

Auflösung:

1. d) natürlich. Das Immunsystem hat keine Fingernägel! Über b) könnte man sich natürlich streiten, und c) wäre die Antwort für Naturwissenschaftler und alle, die es SEHR differenziert lieben. Aber prinzipiell ist d) am richtigsten.

2. Wieder d)! Wobei das mit den langen grünen Stacheln ... Aber Elektronenmikroskope können keine Farben, und wir wissen nicht, ob nicht manche Viren Stacheln ausfahren, wenn sie gerade nicht unter Elektronenmikroskopen liegen, insofern ist diese Behauptung nicht abschließend zu klären.

3. Hier ist die Antwort eindeutig a).

4. Entweder a), b) und c) ODER d). Je nach persönlichem Geschmack. Wer zum Beispiel an grüne Virenstacheln glaubt, ist sicherlich eher für a), b) und c).

5. d). d), d), d), d)!!! Zugegebenermaßen sollen manche amerikanischen College-Mensen auch a) und c) dazu zählen, aber so sind wir nicht. Wir sind ehrlich. Und Gras kann der Mensch nicht verdauen. Es fehlt ihm das grasspezifische Verdauungsenzym dazu. Wirklich. Ach, ihr dachtet an das ANDERE Gras. Da könntet ihr natürlich recht haben, aber ESST ihr das etwa?

6. e). Und danach c). Zu diskutieren wäre auch a), aber auf keinen Fall STATT des Händewaschens. Das Wetter hat nichts mit Händewaschen zu tun, sondern nur mit Teller-leeressen. Wenn allerdings das, was auf dem Teller liegt, aus OBST und GEMÜSE besteht, könnte man anschließend wieder zu c) zurückkehren.

7. d). Und danach zurück zu Frage 1, ohne über Los zu gehen, Geld einzuziehen oder die Schlossstraße zu kaufen.

8. Keine Antwort ist richtig. Wer d) angekreuzt hat, wäscht sich gefälligst umgehend das Haargel aus den Haaren!

KAPITEL 4

Erwischt! Wo alles anfängt – die Nase und ihre Höhlen

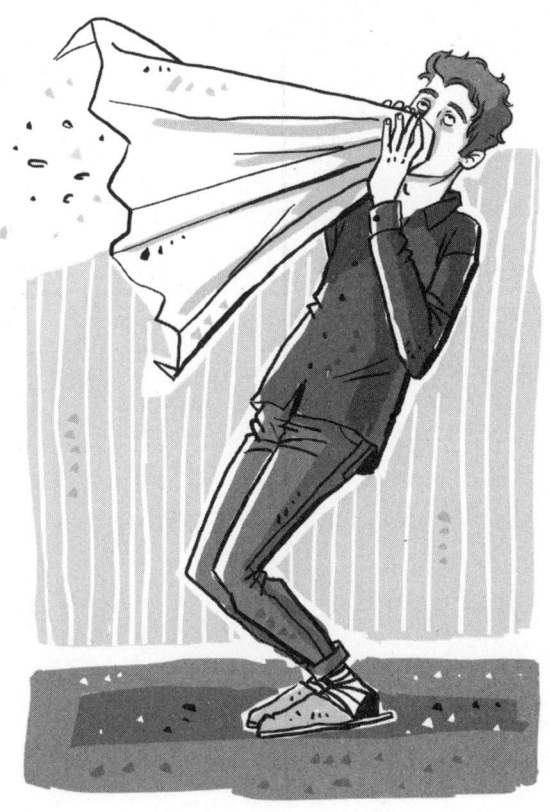

Die Davos-Regel lässt sich in allen medizinischen Bereichen anwenden und beinhaltet die großartige Erkenntnis, dass man sich bei der Diagnose von jedweden Beschwerden dort damit befassen sollte, »da-wo's-wehtut«. Das ist bei der gemeinen Männergrippe und beim Mann an genau einer Stelle: ÜBERALL. Kapitel beendet.

Kleiner Scherz. Natürlich tut die Männergrippe weh. Männern. Aber das ist ja nichts Neues. Dennoch gibt es eben auch bei der Männergrippe besonders betroffene Körperteile. Wie eine Studie beweist, ist es äußerst selten das Knie und sehr oft der Kopf, die Nase und so weiter. Übrigens: »nicht sehr oft« heißt in diesem Fall, dass nur jeder Zweite über Schmerzen in den Gelenken, speziell den Knien, klagt. Selbstverständlich werden wir die einzelnen, vordergründig betroffenen Areale im Anschluss individuell beleuchten, aber zuerst ein Fall aus der Praxis.

Kleine Fallgeschichte

Mann und Frau, beide namenlos, Berlin, dazu ein paar müde, sehr müde Ärzte nebst noch viel müderen Sanitätern:
Er wurde abends von seiner Freundin in der Notaufnahme angekündigt. »Er kriegt keine Luft!«, schluchzte sie ins Telefon.

»Da kommt einer mit Luftnot!« Der diensthabende HNO-Arzt warf den Hörer hin, schlüpfte in seinen Kittel und griff mit glitzernden Augen nach seinem Skalpell. »Jetzt wird es kritisch!«, rief er fröhlich seiner diensthabenden Studentin zu, die ihm auf Schritt und Tritt folgte, was ihn nicht immer froh stimmte.

In der Notaufnahme wartete schon die Internistin und trat von einem Fuß auf den anderen. »Luftnot«, jammerte sie vor sich hin. »Fällt irgendjemandem noch etwas anderes ein als galoppierende Lungenentzündung oder ein Pleuraerguss?«

Der HNO-Arzt tippte sich vielsagend und mit immer noch glitzernden Augen und dem noch unausgepackten Einmalskalpell an die Nase.

Die Internistin schnaubte verächtlich. »Ihr Chirurgen kennt wirklich nichts anderes als Messer, Messer, Messer!« Sie verdrehte die Augen.

Der HNO-Arzt grinste von einem Ohr zum anderen. »Sind sehr effektiv, die Dinger.« Verliebt betrachtete er sein Skalpell.

»Luft-röhren-schnitt«, flüsterte er der Internistin zu.

Die erbleichte.

Der HNO-Arzt wandte sich an seinen studierenden Schatten und setzte ein Gesicht auf ungefähr wie ein Mathelehrer, der seinem verhasstesten, weil unfähigsten Schüler endgültig mit einer Frage das Genick brechen will. »Wo genau setzt man noch gleich das Skalpell an bei einem notfallmäßigen Luftröhrenschnitt, also einer Koniotomie für die Fortgeschrittenen unter uns?«, fragte er.

Die Studentin war erst im zweiten Semester. Das ist nicht fortgeschritten. Dennoch glaubte sie zu wissen, wo sich ungefähr die Luftröhre befand, war sich allerdings nicht vollkommen sicher.

»Hast du schon mal etwas von Schild- und Ringknorpel gehört?« Er grinste teuflisch.

»Pfff. Äh ... Klingt nach *Herr der Ringe*?« Sie wusste, dass das keine besonders kluge Antwort war, besonders nicht für eine Medizinstudentin. Aber wenigstens besser als gar keine, oder?

»Nun, gleich wirst du deine Anatomiekenntnisse am lebenden Objekt ausprobieren können«, sagte er und streckte ihr das Skalpell entgegen. »Der Patient ist ein junger Mann, die sind hart im Nehmen, der wird das schon überleben.«

Er hatte sichtlich genug von seiner Studentin.

Sie war sich sicher, dass er das nicht ernst meinte. Ganz sicher. Ihr Puls kletterte ungefähr auf 180, auch wenn sie keine Zeit hatte, das an ihrem Handgelenk zu überprüfen, denn jetzt näherte sich ein Rettungswagen. Mit Sirene.

Das Blaulicht flackerte im Hof, die Internistin stopfte sich zitternd die Ohrstöpsel ihres Stethoskops in die Ohren, und da ... trugen die Sanitäter den jungen Mann auch schon auf einer Bahre herein.

Schluchzend folgte seine Freundin.

Während die beiden Ärzte sich auf die Luftnot stürzten, um den dazugehörigen jungen Mann zu untersuchen, warf die Studentin einen Blick auf die Sanitäter. Sie verdrehten unisono die Augen, was sie verwirrte.

Tatsächlich ließen sowohl HNO als auch Innere Medizin schlagartig von dem Patienten auf der Bahre ab. Der HNO-Arzt streckte sich und fragte misstrauisch: »Sind Sie die Luftnot?«

»Was denn sonst?«, fauchte ihm der junge Mann auf der Bahre entgegen.

»Also, lassen Sie mich das noch einmal zusammenfassen: Sie bekommen schlecht Luft?«, vergewisserte sich der HNO-Arzt.

»Ja!«, bellte der junge Mann diesmal so laut, dass die Internistin, das Stethoskop auf dem Brustkorb des Patienten, zurückzuckte.

»Nun«, schlug der HNO-Arzt vor. »Wie wäre es, wenn Sie uns die Schwierigkeiten, die die Luft dabei hat, in Ihre Lunge zu gelangen, einmal vormachten?«

Voller Verachtung schloss der junge Mann den Mund.

Er riss ihn aber sofort wieder auf. »Haben Sie das gehört?«

»Was?«

»Nun, die erstickten Geräusche, die meine Nase macht?«

Jetzt stand dem HNO-Arzt der Mund ebenfalls offen. Er sagte eine Weile nichts. Das gab der Internistin wenigstens die Gelegenheit, die Geräusche, die die Lunge des Patienten zum Glück deshalb machte, weil die Luft ungehindert hinein- und hinausfloss, weiter zu erforschen.

»Sie meinen ...«, flüsterte der HNO-Arzt zuletzt. »Sie meinen, weil Sie keine Luft durch die Nase bekommen, haben Sie sich gerade von Sanitätern mit Blaulicht ins Krankenhaus fahren lassen?«

»Überhaupt kein bisschen Luft!«, bekräftigte der Patient und machte es zur Sicherheit noch einmal vor. »Krockkrock macht meine Nase. Das ist alles. Und riechen kann ich auch nichts mehr.«

»Ich mache auch gleich krockkrock«, murmelte der HNO-Arzt. »Und zwar wenn ich dir dein Nasenbein breche.«

Zum Glück sagte er es nicht laut, jedenfalls nicht so laut, dass der Patient es hätte verstehen können.

Wohl aber die Internistin.

Sie warf dem Diensthabenden einen langen Blick zu und presste die Lippen zusammen.

»Versuchen Sie mal eine Weile, nicht krockkrock zu machen, ich möchte endlich Ihre Lunge abhören!«, befahl sie dem jungen Patienten.

Ängstlich sah seine Freundin zu, wie die Internistin mit besorgtem Gesicht seinen Brustkorb abhörte.

Währenddessen verschwand der HNO-Arzt spurlos.

Als er zurückkam, trug er eine Flasche mit einem Sprühaufsatz bei sich, die der Studentin vage bekannt vorkam.

Er schubste die Internistin beiseite und stellte sich vor den jungen Krockkrockmann. »Und jetzt spreizen wir ein wenig unsere Nasenflügel ...«, und ehe der junge Mann sich versah, hatte der HNO-Arzt ihm schon eine Ladung aus der Pulle in beide Nasenlöcher verpasst.

Er trat zurück, der HNO-Arzt natürlich, nicht der Patient. »Na?«

Die Sanitäter hatten sich schon seit einer ganzen Weile verzogen und tranken mit der hübschen Pflegerin aus der Notaufnahme einen Kaffee.

»Was, na?«

»Probieren Sie noch einmal, Luft durch die Nase zu holen.«

Misstrauisch gehorchte der junge Mann. »Pfff, pfff«, machte die Nase und dann, ganz plötzlich, keine Geräusche mehr.

»Das nennt sich Nasentropfen«, informierte ihn der HNO-Arzt. »Ein wahres Wundermittel, und wissen Sie was?«

Der junge Mann und seine Freundin schüttelten gleichzeitig den Kopf.

»Man kann es in der Apotheke kaufen«, informierte ihn der HNO-Arzt. »Ist das nicht toll?«

Der junge Mann wurde rot.

Die Internistin aber straffte sich. »Was für ein Wundermittel!«, stieß sie aus. »Aber wissen Sie was …«, wandte sie sich ebenfalls an den Patienten.

Wieder schüttelten die beiden gleichzeitig den Kopf.

»Ich habe da etwas auf Ihrer Lunge gehört …«, fuhr sie fort. »Ich glaube, also eventuell, handelte es sich um …«

Der junge Mann und seine Freundin zogen scharf die Luft durch die Zähne ein.

»Eine beginnende Erkältung.« Die Internistin nickte. »Und wie wir alle wissen, kann so eine Erkältung ja ganz unangenehme Dinge nach sich ziehen. Ich denke da an …« Sie tippte sich gegen die Unterlippe: »Lungenentzündungen. Oder Pleuraergüsse.«

Der junge Mann wurde blass, extrem blass.

»Ich glaube, ich nehme Sie lieber stationär auf.« Die Internistin nickte. »Das kann man ja nicht riskieren, oder? Ich meine, wo Sie doch schon mal da sind. Nur zur Beobachtung?«

Immer noch blass, nickte der Patient.

»Bist du verrückt? Der hat doch nichts!«, zischte der HNO-Arzt seiner Kollegin zu. Und sie murmelte aus dem Mundwinkel zurück. »Das weiß man nie. Mein Mann ist auch so – man denkt, er hat nichts, typische Männergrippe eben, und dann …«

Sie wandte sich an den jungen Mann auf der Liege. »Wissen Sie, ich mache gerade eine Zusatzausbildung in Naturheilkunde ...«, ihre Augen leuchteten auf. »Und bei erhitzten Menschen wie Ihnen soll ein Aderlass ja Wunder wirken. Ich denke da so an einen guten halben Liter. Das müssen wir dringend einmal ausprobieren, oder?«

Es ging alles viel zu schnell. Der Studentin gelang es nicht, den diensthabenden HNO-Arzt rechtzeitig aufzufangen, er sackte einfach in sich zusammen. Es war auch nicht ganz klar, ob sie es wirklich intensiv versucht hatte.

Als die Internistin die Liege mit dem jungen Mann, der inzwischen so blass war, dass er aussah, als würde ihm ein Aderlass nicht wirklich wohltun, an dem ohnmächtigen HNO-Arzt vorbeischob, grinste sie.

Breit, teuflisch und unverschämt.

»Leg ihm schnell die Beine hoch«, flüsterte sie der Studentin zu. »Sonst musst du nachher die Schicht hier allein schieben. Und das wirst du ja wohl nicht wollen, oder?«

Der junge Mann aus Berlin hatte offensichtlich eine sehr nasenlastige Version der Männergrippe. Böse Menschen würden vermutlich behaupten, dass es sich dabei um einen gewöhnlichen Schnupfen handelte. Aber wir machen das natürlich nicht.

Wir hingegen erklären die Nase und wozu sie eigentlich da ist, außer um zu verstopfen.

Um die Entstehung einer Männergrippe im Innersten zu verstehen, ist es hilfreich, zunächst die Angriffsorte der Viren zu beleuchten. Also:

Die Nase besitzt einen äußeren, sichtbaren Teil, der mehr oder weniger wohlgeformt ist und manche Gesichter ausgesprochen gut definiert. Unter anderem deswegen besitzt die Nase eine Reihe von Spitznamen, hauptsächlich aus der Botanik, und wird dementsprechend gern Gurken-, Kartoffel- oder Zwiebelnase genannt. Die männliche Variante ist in der Regel deutlicher ausgeprägt als die weibliche, und manch einer behauptet, die Größe der Nase würde mit einem anderen spezifisch männlichen Körperteil korrespondieren, aber hierzu hält die Forschung (und die Botanik) sich bisher bedeckt.

Sie ist außen von Haut überzogen und imponiert – je nach Hormonstatus – durch mehr oder weniger ausgeprägte Pickel.

Interessanter als der äußere Nasenanteil – insbesondere für die Schnupfenforschung – ist allerdings, was sich unter dem Gesichtshügel verbirgt, denn die Nase hat, ähnlich wie ein Maulwurfshügel oder eine Hobbithöhle, ein unerwartet reiches Innenleben und ist von innen deutlich größer, als man von außen erwarten würde.

Sie besitzt zwei sichtbare Eingänge, dazu insgesamt sechs Nebengänge und zwei unsichtbare nach hinten in den Nasen-Rachen-Raum führende Ausgänge, wobei das mit den Ein- und Ausgängen relativ ist. Die beiden vorderen funktionieren bei Schnupfen als Ausgänge und die unsichtbaren gleichzeitig für Gerüche als Eingänge. Aber dazu später, wenn wir uns um die Nebenhöhlen und den Rachen kümmern.

Auf jeden Fall ist die Nase für alles Mögliche und Unmögliche in beide Richtungen durchlässig. Manchmal – gern bei kleinen Kindern oder ähnlich funktionierenden Erwachsenen – auch für Gegenstände wie Erbsen, Kaffeebohnen, Murmeln, Insekten, Fleischstückchen oder weißes Pulver ... die Liste der Gegenstände, die HNO-Ärzte aus Nasen fischen müssen, weil ihre Besitzer deren Durchgängigkeit letztlich doch überschätzten, ist lang.

Der primäre Sinn einer Nase aber ist nicht, Aufbewahrungsort von kleinen Gegenständen zu sein, sondern die Luft für die Lunge schmackhaft zuzubereiten. Dazu gehört die Entstaubung der Luft, ihre Befeuchtung und ihre Anwärmung.

Zum Zweck der Entstaubung hat die Natur der Nase Haare wachsen lassen (ja, innen, wobei sie bei Männern gelegentlich übertreibt, aber niemand hat behauptet, dass die Natur keinen Humor hat, man muss nur mal einen Blick auf das Schnabeltier oder den Runzelnashornvogel werfen). Für Befeuchtung und Anwärmung hat sie, von außen unsichtbar, pfiffigerweise in die Nase Heizrippen eingebaut, von denen besonders die unterste (und da kann die Heizungsindustrie sich mal eine Scheibe abschneiden) gleichzeitig die Luft auch noch befeuchtet.

Wenn man tief in die Nase hineinschaut, erinnern diese Rippen ein wenig an Haikiemen. Es handelt sich aber um Knochenvorwölbungen, die von Schleimhaut überzogen sind und dafür sorgen, die Oberfläche der Nasenschleimhaut so weit zu vergrößern, dass möglichst viel Luft mit ihr in Berührung kommt (das gleiche Prinzip also wie bei Heizungen, die ja auch mittels Rippen und Lamellen die heiße Oberfläche maximal vergrößern). Nur dass die Natur sich das Ganze schon viel früher ausgedacht hat als der Mensch. Aber damals gab es noch keine Patente.

Die Nase ist gewissermaßen die Vorhut für die Lunge, denn dort soll die Luft möglichst körperwarm, feucht, keim- und erbsenarm ankommen, und in der Regel kriegt die Nase das auch ganz gut hin. Bei extremen Verhältnissen kommt sie allerdings an ihre Grenzen. Und – zack! – wird sie anfälliger für Männergrippen.

Ursprünglich wurde der Mensch ja für ein Draußenleben designt, und zwar in Ostafrika, wo schon seinerzeit keine extremen klimatischen Bedingungen herrschten. Vermutlich hat die Natur bei den Prototypen bestenfalls an eine lokale Ausbreitung gedacht, möglicherweise ist sie davon ausgegangen, dass dieser schutzlose, nackte Mensch eher unter »error« fällt. Vielleicht ist der Mensch auch einfach ein Ausrutscher gewesen; der Natur war gerade langweilig, und wo sie gerade das Schnabeltier ...

Jedenfalls hatte sie weder die Tatsache auf dem Schirm, dass sich der Mensch wider Erwarten explosionsartig vermehren würde, noch, dass er in der Folge auch in extrem unwirtliche Gegenden wie Deutschland, Dänemark oder Kanada einwandern würde. Und schon gar nicht das daraus folgende Konzept »Heizung«.

Heizungsluft ist nun mal sehr trocken, und das ist eine Herausforderung für die Nase. Sie muss dann deutlich mehr Feuchtigkeit produzieren. Dazu brauchen die Sekretdrüsen (oder auch Schnupfendrüsen) mehr Sauerstoff und mehr Nährstoffe. Die kleinen Blutgefäße in der Nasenschleimhaut erweitern sich, um mehr vom Benötigten heranzutransportieren und ins Gewebe durchzulassen, und die Schleimhaut schwillt an, besonders die schon erwähnte unterste Nasenrippe.

Daher die oft verstopften Nasen in gut geheizten Räumen.

Nasentropfen tun übrigens nichts anderes, als dafür zu sorgen, dass die Äderchen wieder zusammenschnurren. Die Schleimhaut schwillt ab, die Nase lässt wieder Luft durch. Der Mensch ist glücklich.

Eine Zeit lang.

Denn irgendwann kriegt die Nase den Betrug spitz und wehrt sich, beziehungsweise die Blutgefäße, mit einer überschießenden

Reaktion, sprich, die Schleimhäute schwellen erst recht wieder an und nicht wieder ab. Daher wiederum die Empfehlung, Nasentropfen nicht länger als vier Tage hintereinander zu verwenden, wenn man nicht zufällig wild auf eine dauerverstopfte Nase ist. Stattdessen kann man eine Schüssel mit Wasser aufstellen, die für mehr Luftfeuchtigkeit durch Verdampfen sorgt, oder Luftbefeuchter in mindestens einem Zimmer aufstellen (vorausgesetzt man sorgt dafür, dass die Dinger nicht zu Bakterienschleudern werden).

Auch für sehr große Kälte ist die Nase nicht geschaffen.

Wenn es friert, ziehen sich die Blutgefäße in allen Gliedern zusammen, der Körper sorgt so dafür, dass kaum noch warmes Blut in Armen, Beinen, Ohren und Nase ankommt, damit anschließend auch nur wenig kaltes Blut von dort in den sogenannten Körperkern zurückkehrt (Brust, Bauch, Kopf). Denn da sitzen die lebenswichtigen Organe, und die brauchen zum Funktionieren eine gewisse Betriebstemperatur von 36 bis 37 Grad.

Weil so aber nur noch der Körperkern gewärmt wird und die Glieder in die Röhre gucken, wehren sie sich, in dem sie einfach abfrieren.

In Ländern, die einen Hang zu großer Kälte besitzen, Russland zum Beispiel, warnen die Menschen sich gegenseitig, wenn ihre Nasen drohen, den Löffel abzugeben. Sie werden dann nämlich auffällig weiß (die Nasen, nicht die Menschen), weil die Blutgefäße sich so sehr zusammenziehen, dass nahezu keine roten Blutkörperchen mehr hindurchpassen. Das hält keine Nase lange aus.

Aber auch die Schleimhaut *in* der Nase wird bei Kälte schlechter durchblutet. Und wo weniger Blut, da weniger Abwehrzellen, weniger Men in Black von der kompetenteren und weniger kompetenten Sorte sozusagen. Und wo weniger Abwehrzellen sind, da ist die Wahrscheinlichkeit größer, sich einen Schnupfen einzufangen. Grund Nummer eins für die größere Anfälligkeit für Männergrippe während der kalten Jahreszeit.

Ein weiterer Grund liegt darin, dass sich die Menschen eher gesellig gemeinsam drinnen aufhalten – also eher Fitnessstudio, als einsam in der Natur herumzujoggen, und eher gemeinsam im warmen Bus als einsam auf dem Fahrrad – und so die Viren perfekt verteilen. Sie gehen sozusagen von Hand zu Hand. Beziehungsweise von Klinke zu Klinke.

Und das bedeutet?

Genau. Der Teil mit der Seife. Hilft tatsächlich.

Die Männergrippe ist natürlich nicht so einfallslos, sich auf die Nase zu beschränken. Für sie ist der ganze MANN schließlich ein grandioser Abenteuerspielplatz. Außer den Nasen gibt es schließlich noch die Ohren, den Rachen oder die Lunge. Oh ja. Die Männergrippe hat überall Spaß.

Behandlungsmethoden

 Naturheilkunde:

Honig ist ein unglaubliches Heilmittel: Er ist beinahe so etwas wie ein natürliches Antibiotikum. Er hilft dem Körper nämlich, Krankheitserreger zu überwinden. Allerdings werden seine Wirkstoffe zerstört, wenn er zu heiß wird. Ihn in Tee einzurühren, ist also ziemlich nutzlos.

Honig eignet sich aber nicht nur für die systemische Behandlung (also den ganzen Menschenorganismus), sondern auch für lokale Beschwerden. Besonders gut wirkt er zum Beispiel zur Behandlung von Fieberbläschen. Dazu einfach auf die betroffene Stelle auftragen.

Auf ein Wort also: SCHÜTZEN UND RETTEN WIR DIE BIENEN! Nicht nur wegen ihres Honigs, aber auch!

Tee hilft immer. Und zwar aus zwei Gründen: Zum einen braucht der Körper bei erhöhter Temperatur natürlich mehr Flüssigkeit, und außerdem sind die in den Heilpflanzen enthaltenen Wirkstoffe ja nicht umsonst in unserer Teekanne.

Lindenblüten-Quendel-Tee durchwärmt den Körper beispielsweise und fördert somit das Schwitzen. Und Schwitzen ist gut. Denn über die Haut, unser größtes Organ, scheidet der Körper dadurch die ganzen bösen Erreger aus. Na ja. Nicht alle. Aber viele. Außerdem wirkt Quendel, der wild wachsende Bruder des Thymians, keimhemmend. Und das finden wir natürlich noch besser.

Toll sind auch **Vollbäder** mit Fichtennadeln, Eukalyptus oder Thymian als Unterstützung der Abwehr eines Infekts. Dazu sollte das Wasser ungefähr 37 Grad haben und die Badedauer nicht länger als 15 Minuten lang sein. Aber nicht doch – 38,3 Grad Fieber? Ab ins Bett und auf keinen Fall in die Wanne!

Bei Fieber sind Vollbäder natürlich überhaupt nicht zu empfehlen, denn schließlich erhöhen sie die Körpertemperatur, und das will ja keiner.

Fichtennadel, Thymian und Eukalyptus gibt es als Badezusatz in der Apotheke oder im Reformhaus. Wer aber keine fertige Mischung benutzen möchte, kann natürlich auch ätherische Öle verwenden.

Auch **Inhalationen** sind unglaublich wirksam bei Schnupfen und entzündeten Nebenhöhlen. Durch den eingeatmeten Dampf gelangen die ätherischen Öle leicht an die betroffenen Stellen und wirken dort schnell und nachhaltig.

Die liebende Ehefrau oder Freundin oder der selbstständige Mann muss dafür nur einen Esslöffel Kamillenblüten in einem breiten Topf mit Deckel aufkochen. Das Wasser sollte den Boden ein paar Zentimeter bedecken. Fünf oder so. Und nein, das muss man nicht mit dem Lineal abmessen. Es gelten Schätzwerte. Selbst für Männer. Einen Teelöffel Emser Salz (oder ein anderes Solesalz hinzufügen, damit die Schleimhäute nicht austrocknen). Den Topf auf den Tisch stellen, Kopf und Topf mit einem großen Handtuch bedecken, sodass eine Art Zelt entsteht, und zehn Minuten durch die Nase ein- und den Mund ausatmen.

Bis zum Abklingen der Beschwerden kann man das mehrmals wiederholen.

Bei zusätzlichem Husten kann man einen Esslöffel Thymiankraut hinzufügen.

Und wenn es einem langweilig wird, kann man nebenher ein Hörbuch hören. Sportsendungen gelten auch. Hier gilt allerdings: Atmen nicht vergessen!

Ach ja, und für diejenigen, die das Zelt immer lüften, um auf die Uhr zu sehen, und dabei den kostbaren Dampf entweichen lassen: Stellt euch einen Küchenwecker auf zehn Minuten.

Bitte nicht zu heiß inhalieren, dann schwellen die Schleimhäute als Reaktion an, und das ist ja genau das, was man vermeiden will.

Ein **heißes Fußbad** ist nicht ganz so aufwendig und wasserintensiv wie ein Vollbad. Sehr effektiv ist es trotzdem. Es ist nämlich so: Füße und Rachen- beziehungsweise Nasenschleimhaut stehen in enger Beziehung zueinander. Da staunt man, oder? Erwärmt man die Füße nachhaltig, so wird die Durchblutung des Nasen-Rachen-Raumes angeregt. Tatsache. Messbar und sehr praktisch. Dann muss man nur einen hohen Eimer mit heißem Wasser füllen, Füße und Unterschenkel bis zu den Knien etwa fünf Minuten hineinstellen. Trockenrubbeln. Und danach BETTRUHE halten.

 Aus der Apotheke / dem Reformhaus:

Emser Salz macht die Nase frei: Dazu einen Teelöffel Emser Salz in ¼ Liter lauwarmem Wasser auflösen und drei- bis fünfmal täglich mit einer sogenannten Nasendusche spülen. Nasenduschen gibt es in Reformhäusern, Apotheken und natürlich – pssssst – im Internet. Natürlich kann man auch einfach ein wenig Flüssigkeit in die hohle Hand geben und durch die Nase »schniefen«, sodass sie in den Hals gelangt.

Mit der Lösung kann man bei Halsschmerzen und Heiserkeit auch sehr gut gurgeln. Bloß vielleicht nicht mit dem gleichen Material.

Homöopathie:

Allium Cepa, die Küchenzwiebel: Wenn man sich die Symptome beim Zwiebelschneiden vor Augen hält, weiß man ziemlich genau, gegen was Allium Cepa hilft – tränende Augen und Schniefnase. Wenn es sonst nirgends zwickt, das Mittel der Wahl. Prophylaktisch sind Echinacea und Gelsemium, der wilde Jasmin, auch sehr geeignet. Letzteres ist besonders bei Gliederschmerzen sehr empfehlenswert. Darreichungsform: dreimal fünf Globuli in D6.

 Schulmedizin:

Bei Schnupfen kennt die Schulmedizin, bis auf die oben erwähnten naturheilkundlichen Methoden, eigentlich nur abschwellende Nasentropfen, die, nebenbei bemerkt, in manchen Ländern gar nicht so einfach zu bekommen sind, weil mit Vorsicht zu genießen. Sie ziehen die kleinen Gefäße in der Nasenschleimhaut zusammen und sorgen so dafür, dass die Schleimhaut abschwillt. Man bekommt wieder Luft durch die Nase, kann etwas riechen und produziert weniger Schnupfen. Eine Win-win-Situation. Allerdings werden weniger Erreger aus der Nase herausgespült und weniger Immunzellen herangespült. Und leider, leider wehrt die Schleimhaut sich, wenn man die Nasentropfen zu lange und zu intensiv benutzt, und schwillt hartnäckig und dauerhaft an. Deshalb gilt: nach vier Tagen einen Tag Pause, möglichst sparsam und auf keinen Fall länger als zwei Wochen benutzen.

KAPITEL 5

Wenn man nichts hören kann – Land unter im Mittelohr

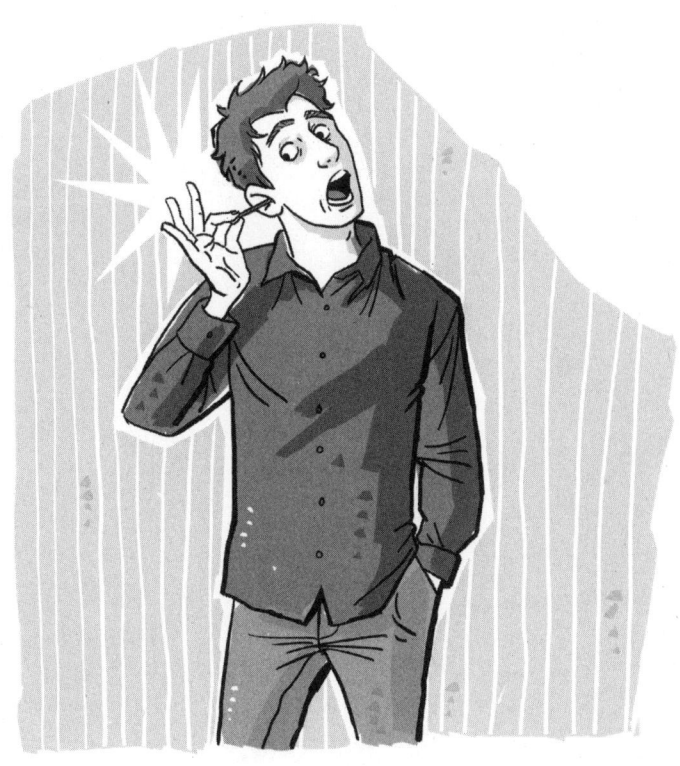

Kleine Fallgeschichte

Timo F. (39), Stuttgart:

»Es war überhaupt nicht abzusehen. Ehrlich. Ich meine, ich habe ja schon wirklich vieles mitgemacht: Autorallye durch die Sahara, Trekkingtouren im Himalaja, Extremskifahren auf allen Gletschern dieser Welt – you name it, I've done it.

Really. Ich bin aus Stahl. Aus Muskeln, Mut und Kampfgeist gemacht. Ich war beim Bund. Ich liebe Wettkämpfe wie den Ironman, und ich brauche niemand und nichts, um glücklich zu sein. Die Natur – und ich. Frauen? Gern. Aber bitte keine, die immer und überall reden, kuscheln, womöglich heiraten und eine Familie gründen wollen. Danke, aber nein danke. Ich bin ein einsamer Wolf, und das ist auch gut so. Bei meinen Touren sind ausschließlich Männer dabei. Da achte ich drauf. Wie schon gesagt, ich habe nichts gegen Frauen. Wenn sie wissen, was sie wollen, und ihr eigenes Ding machen. Aber draußen in der Wildnis – echt jetzt? Eine Frau ist immer ein Hindernis – sorry, Ladys. Immer haben sie die falschen Schuhe an, brauchen Sonnencreme oder eine Dusche. Und wenn's mal richtig haarig wird, haben sie Angst – oder schlimmer noch: ihre Tage.

Tampons kaufen? Nicht mit mir.

Ich brauche ein funktionierendes Team mit Sachverstand, geschmeidige Werkzeuge und einen Verbandskasten für den Notfall. Und Coolness. Viel Coolness. Damit kann man sich sogar Aug' in Aug' mit dem Tod auf viertausend Metern Höhe Wunden selbst nähen, ohne Hilfsmittel im Busch ausgekugelte Arme einrenken oder, dank eines Wüstensturms beinahe blind, immer noch Reifen wechseln. Alles möglich.

Man muss es nur wollen. Aber wie gesagt: Die größte Gefahr habe ich nicht kommen sehen. Und als sie mich erwischt hat, war ich ihr wehrlos ausgeliefert. Ein Mann wie ich. Gefällt wie ein Mammutbaum in wenigen Sekunden.

Oh nein, ich bin nicht in Afrika, in der Mongolei oder in den Anden. Keine Schlange, keine Felsspalte, keine Lawine ist schuld an der größten tödlichen Bedrohung, der ich je ausgesetzt war. Ich bin in einer Stadt – meiner Stadt. Stuttgart. Einer der sichersten Plätze der Welt. Ausgerechnet hier werde ich sterben. Es ist dieses Mal vermutlich fast unmöglich zu überleben. Verdammt. Ich taste nach Stift und Papier. Es ist Zeit für meinen Letzten Willen.

Mit schwacher Hand und zitteriger Schrift schreibe ich auf, was für einen Mann in den letzten Stunden seines Lebens wichtig ist:

Gebt die Outdoor-Ausrüstung meinem Neffen Tim!

Die Schallplattensammlung meinem Kumpel Jürgen!

Und alles, was in der Küche ist, meiner Mutter.

Sagt meiner Nachbarin Anita, dass die letzte Nacht mit ihr wundervoll war und ihr Kaffee großartig.

Schreibt ›Gefallen im Kampf gegen ein tödliches Virus‹ auf meinen Grabstein – oder besser noch: Verstreut meine Asche auf den Weltmeeren. Bewahrt die Erinnerung an einen modernen Helden, der wie Thor ...

Ach, ich rede im Fieber. Es ist aus. Dabei habe ich bis gerade eben immer noch gehofft, dass man mich rechtzeitig findet, doch die Hoffnung schwindet. Meine Beine werden taub, kraftlos meine Arme. Schwarze Funken tanzen vor meinen Augen, mein Kopf zerplatzt gleich, während durch meine Lungen heiße

Lava anstatt Sauerstoff fließt! Ich bekomme keine Luft! Meine Nase ist um das Zehnfache angeschwollen, und … und … der Kaffee schmeckt auch nicht mehr. Um an die Wohnungstüre zu gelangen und womöglich Hilfe zu holen, bin ich zu schwach. Außerdem, wer soll mich schon retten? Selbst Anita ist heute Morgen einfach so verschwunden und zur Arbeit gegangen, dabei hat sie doch sehen können, wie es um mich steht – immerhin haben wir noch zusammen gedu… Sie war jedenfalls hier. Und nun sterbe ich, ohne ihr sagen zu können, dass ich auch bei ihr keine Ausnahme mache. Eine Frau, die einen Mann in seinen bittersten Stunden verlässt, bestätigt nur, dass es richtig ist, sie nicht näherkommen zu lassen. Wobei, es wäre wirklich schön, sie wäre jetzt hier! ANITA! WO BIST DU? ANIIITAAAA!

Tränen laufen über meine Wangen, dabei wusste ich gar nicht, dass ich noch weinen kann, seitdem mein Hamster Arnold gestorben ist. Da war ich vier. Ja, auch bei mir geht es nun bald zu Ende, und Arnie und ich werden uns bald im Himmel begegnen. Ich spüre es. Ich glaube, so fängt es an: Meine Sinne schwinden. Ich rieche nichts. Ich schmecke nichts. Meine Ohren schmerzen. Schmerzen. SCHMERZEN!!!!

Und mein Handy sehe ich auch nur noch verschwommen auf dem Couchtisch liegen. Ich taste danach. Es fällt auf den Boden. Mit meiner letzten Kraft kann ich über den Teppich in seine Nähe robben.

Die Nummer, die ich wähle, kenne ich im Schlaf. Es klingelt. Allerdings ungewöhnlich gedämpft. Endlich hebt jemand ab.

›Mama?‹, schluchze ich ins Telefon. Allerdings ebenfalls gedämpfter als üblich. ›Ich sterbe!‹ Dann wird alles schwarz.«

Nein, Timo F., ganz so schnell stirbt es sich nicht an einer Männergrippe. Aber was macht man tatsächlich, wenn alle Abwehrmaßnahmen erfolglos waren und der Ernstfall eingetreten ist?

Nicht nur das oben erwähnte Riechorgan trifft es, nein, durch die Männergrippe werden praktisch alle Sinne beeinträchtigt. Der betroffene Mann kann nicht mehr riechen, weil seine Nase mit der Produktion von Schleim beschäftigt ist. Ein enorm stinkender, sich anschleichender Säbelzahntiger würde von unserem Mann also einfach nicht bemerkt werden. Ebenso kann er nicht mehr richtig schmecken, außer natürlich scharf, sauer, salzig, süß und umami. Aber das reicht nicht aus, um verdorbenes Fleisch oder andere potenziell gefährliche Lebensmittel zu erkennen.

Sehen kann er auch nicht mehr richtig, weil seine Augen aus lauter Sympathie mit der Nase mittropfen, seine Haut schmerzt und ist empfindlich, und das mit dem Hören kann er auch vergessen.

Also schleppt der Mann sich waidwund in seine Höhle, nur mit seiner Grippe und einem Laptop bewaffnet (oder, wie Lucindes Mann, mit der Katze). Mit tropfender Nase und Hustenattacken fällt die Jagd jedenfalls flach, ja mehr: Wenn man den sich von hinten anpirschenden Tiger (oder wahlweise Vorgesetzten) nicht mehr hört, wird sie regelrecht gefährlich; schließlich lässt sich die Lautstärke von Tigern und Vorgesetzten ja nicht heraufregeln (ganz im Gegensatz zur *Sportschau* natürlich ...). Obwohl, Moment ... von Vorgesetzten schon ...

Aber warum schlägt einem der Schnupfen so auf die Ohren? Was macht er da? Niesen Ohren etwa auch?

Dazu einen winzigen Ausflug in zwei weitere Höhlen und Gänge des Menschen, denn ja, es stimmt: Der HNO-Arzt ist eigentlich Höhlenforscher. Also: Glückauf und ab in den Gehörgang und das Mittelohr!

Wir beginnen mit:
Dem **Gehörgang**. Das ist das Ding, in das viele Menschen regelmäßig ihre Wattestäbchen (fälschlicherweise Ohrstäbchen genannt) versenken. Er ist von außen leider gut zugänglich. Auch für kleine Gegenstände. Seufz. Außerdem aber wie gesagt für Wattestäbchen (fälschlicherweise Ohrstäbchen genannt), die irgendein Mensch erfunden hat, der entweder Sadist war oder nicht gern nachdachte. Reinigt man einen Gehörgang nämlich mit einem Wattestäbchen (fälschlicherweise Ohrstäbchen), schiebt man gern das sich dort befindliche Ohrenschmalz direkt vor oder an das Trommelfell. Das mag das Trommelfell nicht besonders, es weigert sich dann zu schwingen, wie es eigentlich seine Aufgabe ist. Resultat: Der Mensch hört noch schlechter als vorher. Das Gleiche, liebe Kinder, ist der Fall, wenn man kleine Gegenstände – Sand, Knete, Glasperlen oder all die anderen Sachen, die mir gerade nicht einfallen, euch dafür aber umso mehr – in die Gehörgänge stopft.

Und als Warnung für die Wattestäbchenbenutzer (äußerst fälschlicherweise von dummen Menschen auch Ohrstäbchen genannt): Man kann sich damit sogar das Trommelfell durchstoßen.

Denn das Ende des Gehörgangs bildet das Trommelfell, ein kleines, im besten Fall graues, unscheinbares Häutchen, das die Schallwellen, die durch den Gehörgang eindringen, in das Mittelohr weiterleitet.

Ja.

Wenn.

Der Gehörgang nicht verstopft ist (um den Wattestäbchen-Usern einen weiteren Schlag zu versetzen: Bei Ohrenschmalz handelt es sich keinesfalls um Dreck, sondern um eine Art Gehörgangschmiere. Wenn man es also entfernt, warum nicht auch das Öl aus dem Auto pumpen? Oder alternativ die Fahrradkette mit hochprozentigem Alkohol entfetten?).

Und wenn.

Das sich hinter dem Trommelfell befindliche **Mittelohr** gut belüftet ist. Womit wir wieder bei der Männergrippe wären.

Zuvor aber noch eine winzige, wirklich, versprochen, Ausführung zu den kleinsten Knochen des Menschen: zu den Gehörknöchelchen.

Sie heißen Hammer, Amboss und Steigbügel. Man sieht also sofort, dass ein Mann sie benannt hat. Nach ihrer äußeren Form hätte man sie auch Fön, abgerissener Elfenflügel und ... na gut, ich sehe es ein, Steigbügel nennen können.

Der Steigbügel ist der allerkleinste menschliche Knochen, viel kleiner als ein Streichholzkopf, und wenn man seinen verliert, kann man sich einen neuen aus Metallspritzguss anfertigen lassen und ... aber das gehört nicht hierher.

Jedenfalls bilden die Gehörknöchelchen eine Kette und sind sowohl mit dem Trommelfell als auch mit einer weiteren, noch viel winzigeren Membran verbunden, sie verstärken dabei die auf das Trommelfell eintreffenden Schallwellen.

Allerdings.

Funktioniert das mit dem Schallwellenverstärken nur äußerst unbefriedigend, wenn im Mittelohr entweder Unterdruck herrscht oder Land unter. Für Leute, die nicht von der Küste sind: Land unter bedeutet – das Mittelohr ist abgesoffen.

Unterdruck entsteht im Mittelohr dadurch, dass die unten aus-führlich erwähnten Tuben oder Ohrtrompeten oder Eustachischen Röhren zugeschwollen sind. Dann ist das Mittelohr eine vollkommen abgeschlossene Höhle ohne Zugang zur Außenwelt. Keine Frischluftzufuhr mehr. Nur stickige Stinkluft. Aus lauter Trotz frisst die Schleimhaut die Luft einfach auf. Das Trommelfell wird durch den Unterdruck eingezogen und kann nicht mehr schwingen. Der Mann hört weniger und macht sich auf den Weg in seine Höhle.

Lange hält das Mittelohr aber einen Unterdruck nicht aus. Außerdem tut es weh. Also schwitzt die Schleimhaut des Mittelohrs einfach Wasser aus, um die mangelnde Luft zu ersetzen. Resultat: Land unter im Mittelohr (das nennt man passend zum Trommelfell dann Paukenerguss), der Mann hört NOCH WENIGER und verschwindet endgültig in seinem Zimmer.

Oder er klagt. Über Ohrenschmerzen. Und das meistens ziemlich laut, weil er ja selbst nichts mehr hört. Da müssen wir Verständnis haben. Und ihm das alles erklären. Was allerdings nicht gegen die Ohrenschmerzen hilft und den Mann möglicherweise etwas griesgrämig macht. Wenn er es überhaupt akustisch versteht ...

Was hilft, sind: Nasentropfen. Ja, genau: Nasentropfen, keine Ohrentropfen. Ohrentropfen gibt es zwar auch (bei jedem guten Arzt und Apotheker), sie bleiben aber bestenfalls im Gehörgang, der, wie wir ja jetzt wissen, vom Mittelohr durch das Trommelfell getrennt ist ... Und zwar gründlich und nachhaltig. Deshalb helfen Ohrentropfen zwar gegen Gehörgangsentzündungen, aber sie wirken nicht im Mittelohr.

Niemals.

Nicht.

Es sei denn ... Aber das heben wir uns für den nächsten Teil auf.

Die Nasentropfen, vorausgesetzt man lässt sie richtig schön nach hinten in den Nasen-Rachen-Raum laufen, lassen auch die Schleimhaut an den Eingängen der Tuben abschwellen. Daraufhin kommt wieder Luft ins Mittelohr, das Wasser kann abfließen, und der Mann klagt weniger und wieder in normaler Lautstärke. Das übernächste Kapitel gehört dann dem Rachen und seinen schmerzenden Auswüchsen und ein weiteres dem Kehlkopf, der Produktion von Geräuschen, bzw. Nichtgeräuschen im Falle von Heiserkeit.

Behandlungsmethoden

 Naturheilkunde:

Schon mal was von **Zwiebelsäckchen** gehört? Zwiebelsäckchen sind toll.

Ja, sie riechen. Ja, sie sind schwer zu befestigen, und deshalb hat man den Geruch ständig in der Nase, darf aber trotzdem danach eben gerade nicht duschen und Haare waschen, weil das zur Verschlimmerung der Entzündung führen kann. Aber Zwiebelsäckchen sind eben auch sehr effektiv. Das in Zwiebeln enthaltene ätherische Öl wirkt nämlich antibakteriell und bekämpft die Ursache: die Entzündung. Und weil es eben ätherisch ist, also flüchtig, dringt es durchaus bis ins Mittelohr und ist somit den Ohrentropfen natürlich weit überlegen. Ha!

Für ein Zwiebelsäckchen sollte man ein bis zwei Zwiebeln klein hacken, sodass die ätherischen Öle austreten können. Sie werden in ein Mulltuch einschlagen und auf das entzündete Ohr gelegt. Dann sollte man eine Mütze oder ein Stirnband darüberziehen.

Zwanzig Minuten liegen lassen.

Wer das gar nicht aushalten kann oder mag, kann Zwiebelsäckchen auch auf den Fußsohlen auflegen. Das soll ähnlich gut wirken. Sollten die Schmerzen schlecht auszuhalten sein, kann man ergänzend ein sanftes Schmerzmittel nehmen. Aber da hier die Naturheilkunde-Ecke ist, haben wir nichts gesagt!

 Homöopathie:

Belladonna, die **Tollkirsche,** ist ein gutes »Ohrenmittel«: Bei pulsierenden, klopfenden Schmerzen und Fieber hilft es super.

Die Nummer eins ist aber **Apis Levisticum,** das aus der Wurzel des Liebstöckels hergestellt wird. Es nimmt die Schmerzen und beruhigt. Darreichungsform: dreimal fünf Globuli in D6.

 Schulmedizin:

Nasentropfen plus. Wobei »plus« hier für ein bisschen Gymnastik steht. Bei einem einfachen Paukenerguss, also Land unter im Mittelohr, möchte man das Wasser möglichst schnell wieder da herausbekommen, wo es nicht hingehört. Allein schon, um die *Sportschau* auch HÖREN zu können. Zu diesem Zweck tut man so, als wolle man sich schnäuzen, hält aber die Nase dabei so gründlich zu, dass der Schnupfen keine Chance hat zu entweichen, und prustet trotzdem.

Das erzeugt einen Überdruck im Nasen-Rachen-Raum, also dort, wo die dünnen Verbindungsgänge in die Mittelohren abgehen, und öffnet ebenjene Gänge. Dann, wenn man Glück hat, fließt das Wasser ab. Manchmal kann man es regelrecht blubbern hören.

Und gegen Schmerzen darf es durchaus auch mal ein echtes **Schmerzmittel** sein. Besonders wenn man bedenkt, dass Aspirin sozusagen erweiterte Naturheilkunde ist. Aspirin ist nämlich Acetylsalicylsäure. Und wer bis hierhin unfallfrei gelesen hat, der verkraftet sicherlich auch das Wort Salicylsäure. Worin das lateinische Wort *salix* steckt.

Salix heißt »Weide«. Und zwar nicht die mit den Kühen, sondern die am Rand von Flüssen und Seen. Ihre Rinde galt schon in alten Zeiten als schmerzstillend. Heutzutage muss man nicht mehr die Rinde kauen, eine Tablette tut es auch und ist wirksamer. Ibuprofen wurde dann aus der Acetylsalicylsäure entwickelt, und die Erforschung von Paracetamol ergab sich eher so ... zufällig. Ibuprofen und Aspirin (im Gegensatz zu Paracetamol) wirken auch gegen die Entzündungszeichen. Man kann also eigentlich ausprobieren, was einem mehr hilft. Aber: alles in Maßen. Schmerzmittel sind keine Bonbons mit angenehmen Nebenwirkungen.

Aspirin allerdings nie Kindern unter zwölf Jahren geben, es löst vermutlich bei einigen Kindern ein sogenanntes Reye-Syndrom aus, eine massive Leber- und Hirnschädigung. Und das sollte man einfach nicht riskieren.

Übrigens, mal so am Rande: Auch Tieren darf man es auf keinen Fall geben.

Quiz

 Nase und Ohren

(Eine Antwort ist richtig. Oder mehrere. Vielleicht auch gar keine.)

1. Wozu ist die Nase gut?
   a) Um das Gesicht optisch etwas zu unterteilen.
   b) Ist irgend so ein Überbleibsel. War wahrscheinlich mal ein Rüssel.
   c) Zum Popeln, wenn man an der Ampel warten muss.
   d) Um die Atemluft anzuwärmen und anzufeuchten.
   e) Alles ist richtig.
   f) Nichts ist richtig.

2. Warum haben Männer größere Nasen als Frauen?
   a) Weil sie auch dickere Finger haben.
   b) Um anzugeben.
   c) Weil es eben so ist.
   d) Weil die Natur einen etwas bizarren Humor hat.
   e) Weil der Mann eigentlich ein Runzelnashornvogel ist.

3. Passt eine Kirsche in ein Nasenloch?
   a) Nein.
   b) Ja.
   c) Bitte nicht ausprobieren!

4. Nasentropfen ...

a) sind das, was aus der Nase tropft.

b) sind das, was man in die Nase tropft.

c) können dafür sorgen, dass man anschließend wieder Luft durch die Nase bekommt.

d) sollte man nicht länger als vier Tage nehmen und dann erst einmal eine Pause machen.

e) Alles ist richtig.

5. Die Nase hat innen ...

a) Heizrippen.

b) Kühlrippen.

c) Muscheln.

d) Luftbefeuchter.

e) Alles ist richtig.

6. Wattestäbchen sind ...

a) gut für den Modellbau. Zum Auftragen von Kleber oder Farbe.

b) gut, um damit komplizierte Wattestäbchentürme zu bauen.

c) Weiß nicht.

d) niemals und unter gar keinen Umständen in die Gehörgänge einzuführen.

7. Das Mittelohr ist ...

a) ein drittes Ohr, das manche Menschen an der Rückseite des Kopfes sitzen haben.

b) ein mittelgroßes Ohr natürlich.

c) irgendetwas, das man wunderbar mit Ohrstäbchen erreichen kann.

d) durch das Trommelfell vom äußeren Ohr abgetrennt.

8. Wenn man Wasser im Mittelohr hat, bedeutet das:

a) Na, wie beim Schwimmen oder Duschen. Man legt den Kopf schief, und schwupp ist es wieder draußen.

b) Das gehört doch da rein. Wir haben doch überall Wasser.

c) Dass da jetzt auch kleine Fischchen schwimmen.

d) Dass man ziemlich schlecht hört.

e) Man hatte eine Zeit lang einen Unterdruck im Ohr. Oder eine Entzündung. Oder beides.

Auflösung:

1. Aus medizinischer oder körperfunktioneller Sicht: d). Aber wir wollen hier den Antworten a) und c) keineswegs die Existenzberechtigung absprechen. b) ist – glauben wir – sachlich falsch. Nase und Rüssel haben sich parallel entwickelt. Was schade ist. So ein kleiner Rüssel im Gesicht ...

2. Hier kann nur d) korrekt sein. Antwort e) ist aus evolutionärer Sicht falsch. Möglicherweise aber aus psychologischer Sicht richtig.

3. a) und c) natürlich. Wir möchten aber nicht ausschließen, dass im Falle einer besonders kleinen Kirsche und einer besonders großen Nase ... In diesem Fall gilt: c)!

4. b), c) und d). Das, was AUS der Nase tropft, heißt im Volksmund Schnupfen und im Medizinermund Nasensekret. Oder – in manchen unangenehmen Fällen – auch Liquor (was nichts mit Likör, dafür aber viel mit Gehirnflüssigkeit zu tun hat). Aber darauf gehen wir hier jetzt nicht weiter ein.

5. e), und damit ist alles gesagt.

6. a), b) und d). Wehe, jemand hat c) angekreuzt!

7. d). Und NUR d). Auf das Ankreuzen von c) steht eine mittelschwere Strafe im Sinne von Wattestäbchenentzug für mindestens 15 Jahre.

8. d) und e). Wer a) angekreuzt hat, bitte die Ausführungen zu den Themen »Innenohr«, »Mittelohr« und »Trommelfell« noch einmal lesen. Danach eine Zeichnung anfertigen. Und anschließend ein Ohrmodell wahlweise häkeln oder mit Wattestäbchen nachbauen.

KAPITEL 6

Der Rachen und seine Virenauffangstation

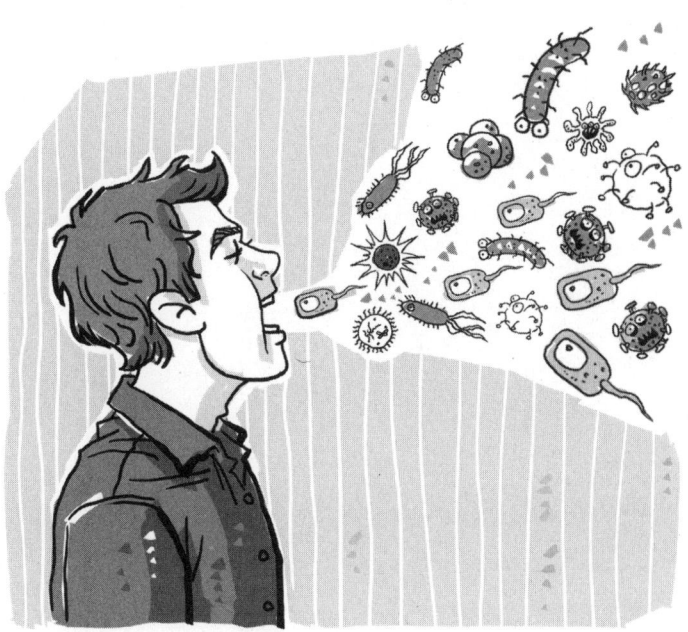

Kleine Fallgeschichte

Rudi H. (63), Gütersloh:

»Also bei mir war das so: Zuerst habe ich mir nichts dabei gedacht. Gut, meine Frau hat schon beinahe einen Monat über Halsschmerzen geklagt. Fieber hatte sie wohl auch, aber ich fand eben, dass das nicht so dramatisch sein kann. Klar hat sie sich immer wieder hingelegt. Also eben dann, wenn sonst nichts zu tun war. Zwischen den Mahlzeiten sozusagen. Aber woher sollte ich denn wissen, dass das ansteckend ist? Man sagt ja auch, Frauen sind viel zäher als Männer. Deshalb kriegen die ja auch die Kinder und so. Kann man sich ja anders auch gar nicht vorstellen. Aber das ist ein anderes Thema, sprechen wir ein anderes Mal drüber, schon klar. Wir haben jedenfalls zwei. Sind gut geworden. Kinder, meine ich. Ich also zur Arbeit. Einer muss ja das Geld verdienen, sag' ich immer. Meine Frau hat es gut erwischt. Nie malochen. Immer Urlaub. Das bisschen Haushalt, Kochen, Einkaufen, Wäsche und so, das würde ich locker noch nebenher schaffen, aber wir können es uns ja leisten, dass sie nicht arbeitet. Und sind ja auch nur noch zwei Jahre, dann bin ich auch zu Hause. Rente, ja. Hab' ich mir verdient. Und dann ruh' ich mich erst mal so richtig aus. Freu' mich schon drauf. Beinahe fünfzig Jahre in der Industrie, da ist man platt! Na ja. Will mich nicht beschweren, hat ja immer alles gut geklappt. Kann man auch erwarten, oder? Während sie also nicht arbeitet, kümmert sie sich noch um die alte Frau Hansen von nebenan. Auch bisschen Haushalt, Einkaufen, Spazierengehen. Frau müsste man sein, sag' ich immer. Dann hätte man immer frei.

Klar, und wenn dann der Mann ausfällt, geht plötzlich gar nichts mehr. Zack. Alles steht still. Bei uns auch: keine Zeitung auf dem Tisch, kein Bier im Kühlschrank. Nix!

Aber da steckt man eben nicht drin. Hat die mich doch tatsächlich angesteckt! Ja! Wobei, so genau weiß man das auch wieder nicht. Immerhin ging es ihr immer noch so gut, dass sie alles machen konnte – aber ich? Umgefallen wie ein Baum. Ja! Über Nacht! Morgens beim Aufstehen hab' ich mich noch gewundert, was mit mir los ist – kratziger Hals und laufende Nase –, und schon nach dem zweiten Kaffee war mir klar: Das ist was Ernstes. Rudi, sag' ich mir noch so, du musst jetzt echt vorsichtig sein, das könnte gefährlich werden. Haben schon andere wegen Lungenentzündung und Co. den Löffel abgegeben.

Als dann auch noch die Augen angefangen haben zu tränen, hab' ich mich wieder ins Bett gelegt. Da war es gerade mal neun Uhr. Meine Frau fand, ich sollte noch schnell den Müll runterbringen, aber ich weiß gar nicht, wie die sich das vorgestellt hat. Ich ringe mit dem Tod, und die kann nicht mal mehr eine einzige Sache für mich übernehmen. Ich glaube, sie hat gar nicht kapiert, wie schlecht es um mich stand. Ruf du meinen Chef an, hab' ich gerade noch zu Edith sagen können (das ist der Name meiner Frau), damit sie es vielleicht doch begreift, und dann weiß ich nichts mehr. Mindestens zwei Stunden habe ich geschlafen. Gut, war auch bisschen spät gestern im Löwen, und das letzte Bier hätte auch nicht sein müssen, aber das tut ja hier auch nichts zur Sache jetzt.

Später dann hat Edith nach mir geschaut, Taschentücher, Tee mit Honig und Zitrone vorbeigebracht und ein Fieberthermometer.

37,3 Grad zeigt das Thermometer an. SIEBENUND-DREISSIGKOMMADREI! Da sind schon ganz andere dabei draufgegangen, sag' ich nur. Und meine Stimme! Ich hab' mich selbst kaum wiedererkannt! Edith hat zwar behauptet, das sei noch nicht mal erhöhte Temperatur, aber woher will sie das denn wissen? Immerhin misst man die ja auch im Hintern und nicht da, wo es wirklich wehtut! Kann ja durchaus sein, dass ich da unten viel kühler bin als oben.

Das wäre was ganz was Neues, hat Edith gesagt und gelacht. Der erste Mann, der unten kühler ist als oben. Tsss. Frauen. Von nichts eine Ahnung. Jetzt ist es halb zwölf. Aus der Küche riecht es nach Rinderrouladen und Kartoffelbrei.

Hab' ich ein Kohldampf! Halsweh hin oder her. Ist ja auch kein Wunder – zum Frühstück hab' ich ja nix runtergebracht. Klar, wenn man so krank ist wie ich! Ich glaube, ich bin dem Tod gerade noch mal von der Schippe gesprungen. Ist auch besser so. Die Rouladen von meiner Frau bringen eben jeden wieder auf die Beine, sag' ich immer. Kann echt gut kochen, meine Edith. Glück gehabt. Also ich. Auch mit meiner Genesung. Aber einen harten Hund wie mich bringt eben so leicht nichts um, nicht wahr? Edith? EDITH? Ist das Essen fertig? Hoffentlich. Dann bin ich heut Nachmittag wenigstens einmal rechtzeitig zum Skat mit den anderen im Löwen.«

Halsschmerzen hat er also, der arme Rudi. Solange er allerdings die Rouladen noch essen kann, scheint es dem Rachen nicht ganz so schlecht zu gehen.

Dabei ist er das Eingangstor in den Körper, und das letztendlich sowohl für Luft als auch für Nahrungsmittel. Und somit auch Eintrittspforte für Keime aller Art, also Viren, Bakterien und Pilze (sowohl die, die man im Wald findet, als auch die ganz, ganz kleine Variante).

Ergo hat der Körper dort seine Verteidigungseinheiten zusammengezogen. Sie sitzen in den sogenannten Mandeln, als da wären die Rachenmandel, die wir schon kennengelernt haben und die gern die Gänge ins Mittelohr zuschwillt und dann wegoperiert wird, die beiden Gaumenmandeln, die gemeint sind, wenn man von Mandelentzündung *(Angina tonsillaris)* spricht, und die Zungenmandel, die nur die kennen, die dort einmal eine sehr schmerzhafte Entzündung hatten. Sie sitzt, wie der Name schon sagt, hinten in der Zunge. Es gibt dann noch die sogenannten Seitenstränge, die sich ebenfalls entzünden können (Seitenstrangangina), und praktischerweise befinden sich selbst am Eingang der beiden Tuben ins Mittelohr winzige Mandeln.

Mandeln sind schlicht ein Trainings- und Aufbewahrungsort für Abwehrzellen. So eine junge Killerzelle wird erst mal in eine Mandel geschickt, um sich an den Bakterien etc. auszutoben und böse von harmlosen Keimen unterscheiden zu lernen.

Dabei gewinnen mal die Abwehrzellen und mal ... die andere Seite. Wenn die andere Seite gewinnt, mündet das zum Beispiel in einen grippalen Infekt.

Die Mandeln werden im Laufe des Lebens kleiner. Sie haben dann ihre Funktion erfüllt. Sollten sie sich entscheiden, sich alle naselang zu entzünden, entfernt man sie lieber.

Außerdem hat der Körper auch im Speichel sogenannte Antikörper untergebracht, die Keime so markieren und verkleben, dass die einfachen Abwehrzellen sie erkennen und beseitigen können. Und falls das alles nicht reicht, wartet zwei Etagen tiefer dann die Magensäure ...

Etwas weiter unten, also eine Etage tiefer sozusagen, teilt sich der Rachen interessanterweise. Luft und Speise gehen ab hier getrennte Wege, und zwar hinab in die Luft- beziehungsweise die Speiseröhre. Ich nehme an, an dieser Stelle hat die Natur sich eine ganze Weile am Kopf gekratzt. Wie sollte sie es bewerkstelligen, dass tatsächlich die Luft in der Luftröhre und die Speise in der anderen Röhre, die in Wirklichkeit ja nur ein Muskelschlauch ist, landet?

Schließlich hat die Natur voll Entzücken den Kehldeckel erfunden. Das ist eine leicht löffelförmige Knorpelstruktur, die sich bei jedem Schlucken automatisch über die Luftröhre legt und so verhindert, dass das Essen aus Versehen in die Lunge rutscht. Und das ist sehr wichtig, denn mit Lebensmitteln kann die Lunge überhaupt nichts anfangen. Sie entwickelt dann ausgesprochen unangenehme und hartnäckige Entzündungen.

Vermutlich ist die Natur eine ganze Weile aus lauter Begeisterung über sich selbst auf einem Bein herumgehüpft. Bis sie feststellte, dass ihre Erfindung keineswegs immer funktionierte, besonders nicht bei älteren Menschen mit Schluckstörungen. Da sie aber zu diesem Zeitpunkt das Produkt »Mensch« schon in Serie gegeben hatte, hat die Natur noch schnell den Husten erfunden. Als Sicherungssystem. Damit alles, was sich an dem Kehldeckel vorbeimogelt und versehentlich doch in der Luftröhre landet, noch rechtzeitig herausgeschleudert wird. Husten ist die Selbstreinigungsmöglichkeit der Lunge. Durch die Luftstöße, die dabei entstehen, werden nicht nur Kuchenkrümel, sondern auch Schleim wieder nach oben befördert. Im Prinzip. Leider nicht immer.

Weil es aber durchaus passiert, dass auch die Luft den falschen Weg nimmt und stattdessen in der Speiseröhre landet (bei vielen Menschen auch durchaus mit Absicht), hat die Natur bei dieser Gelegenheit das »Rülpsen« erfunden. Und sich wahrscheinlich dabei scheckiggelacht.

Und mit diesem ein wenig unvollkommenen System müssen wir jetzt leben.

Behandlungsmethoden

 Naturheilkunde:

Ein tolles Mittel gegen Halsschmerzen ist der **Feigensirup.** Zur Abwechslung ist es außerdem ja mal ganz nett, wenn ein Heilmittel nicht ganz schrecklich schmeckt. Feigensirup ist schön süß (seeehr süß) und legt durch seine etwas zähe Konsistenz einen angenehmen Film über das Schmirgelpapiergefühl im Hals. Für Feigensirup schneidet man vier ganze Feigen (frisch oder getrocknet) in kleine Stücke, übergießt sie mit ¼ Liter kaltem Wasser, bringt es zum Sieden und köchelt das Ganze so lange, bis ein dicker Sirup entstanden ist. Nach dem Erkalten kann man den Saft von einer Zitrone hinzufügen. Muss man aber nicht. Allerdings wirkt sich das in der Zitrone enthaltene Vitamin C zusätzlich auf den Heilungsprozess aus. Und ganz unter uns: Es schmeckt auch besser. Bis zum Abklingen stündlich einen Esslöffel davon einnehmen.

Die weniger gut schmeckende Ergänzung zum Feigensirup ist der **Salbeitee**. Salbei wirkt adstringierend (also zusammenziehend), antibakteriell, virustatisch und fungistatisch, also pilzhemmend. Bitte. Was braucht man mehr? Außer vielleicht einer Wäscheklammer, um das Zeug runterzukriegen? Aber – und das ist der Trick – es reicht völlig, wenn man mit dem Tee gurgelt. Gut, was?

Für Salbeitee einen Teelöffel getrocknete Salbeiblätter mit heißem Wasser aufgießen und schluckweise trinken.

Richtig gut und sehr schnell schmerzlindernd ist auch ein **Halswickel** mit Zitronenscheiben. Innerlich sollte man aber bei entzündeten Schleimhäuten auf Zitrone verzichten: Die Säure reizt zusätzlich, verlängert den Heilungsprozess, und außerdem tut es weh.

Übrigens: In der Naturheilkunde spielen Wirkstoffe in Form ätherischer Öle eine sehr große Rolle. Weil »ätherisch« aber »flüchtig« bedeutet, heißt das gleichzeitig auch, dass man die Tees und Inhalationen immer frisch aufbrühen sollte. Sonst hat man zwar den Geschmack, aber der Wumms fehlt. Und dann heißt es wieder, die Naturheilkunde kann nix.

Natürlich kann man das schon bei der Nase so hochgelobte Emser Salz auch gegen Halsentzündungen einsetzen (siehe auch Behandlungsmethoden Nase, Kapitel 4), wer allerdings nicht gurgeln mag, kann es sich auch als Lutschpastillen kaufen. Sie schmecken so lala, weil salzig und süß gleichzeitig, aber sie sorgen für eine beruhigende Schleimschicht im

Rachen, was sich fies anhört, aber sehr angenehm ist. Versprochen.

 Homöopathie:

Aconit, der blaue Eisenhut, eignet sich sehr gut bei Halsschmerzen, wenn der Rachen hell gerötet ist und die Entzündung plötzlich auftritt.

ACHTUNG: PUR, sprich als Tee zum Beispiel, ist er allerdings TÖDLICH! Kein Scherz. Also Finger weg von der wunderschönen Pflanze, die in vielen Gärten wächst. Nur als Globuli einzunehmen. Darreichungsform: dreimal fünf Globuli in D6.

 Schulmedizin:

Bei Halsschmerzen helfen einigen Menschen leicht betäubende **Lutschtabletten,** die man in der Apotheke bekommt. Manche schwören drauf, andere finden sie fürchterlich. Grundsätzlich hilft alles, was die Spucke anregt, weil sich im Speichel ein ganz sanftes Schmerzmittel herumtreibt, ohne das jede Spitze im Essen wehtun würde. Also: zum Beispiel Bonbons lutschen, am liebsten zuckerfrei. Oder Emser Salz (siehe oben).

KAPITEL 7

Die Stimme – Sitz der Seele

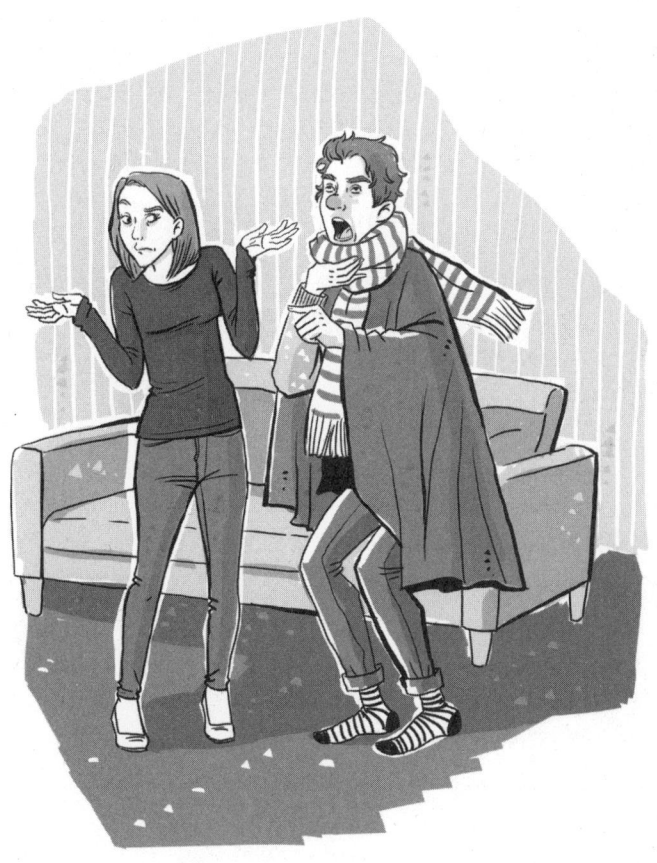

Kleine Fallgeschichte

Leopold Graf K. (37), Bayreuth:

» ...!«

» ...!!!«

» ...!«

» ...?«

» · · · − − − · · ·«

Wir danken Leopold Graf K. aus Bayreuth für diesen qualifizierten, wertvollen und überaus bereichernden Beitrag zum Thema Heiserkeit bei Männergrippe (die letzte Zeile, für alle, die es nicht wussten, bedeutet SOS im Morsealphabet). Dank der überaus interessanten Dokumentation *Nachrichten von der Front,* die Leopold K. just am Nachmittag seiner einsetzenden Verstummung auf einem Nachrichtensender sah, konnte er sich dennoch bemerkbar machen. Vielmehr hätte er sich bemerkbar machen können, wenn seine Frau Luise in der Lage gewesen wäre, seinen mit dem Kugelschreiber auf dem Nachttisch angesetzten Notruf zu entschlüsseln und entsprechende Maßnahmen einzuleiten. Leopold Graf K. konnte sich glücklicherweise selbst retten. In der Nachttischschublade befand sich ein kleiner Block, auf den er mit dem Kugelschreiber folgende denkwürdige Nachricht schrieb:

Luise! Das Betriebssystem meiner Stimme ist hinüber. Sie macht nur noch »krockkrock«.

Wenn wir den vorhin erwähnten Kehldeckel jetzt mal lüpfen und in die Tiefe starren, fällt unser Blick sofort auf den Kehlkopf.

Er heißt möglicherweise so, weil er ein wenig an einen Kopf auf einem sehr langen Hals (die Luftröhre) erinnert.

Beim Mann ist der Kehlkopf auch von außen aus größerer Entfernung gut zu erkennen. Er bildet bei ihm nämlich den Adamsapfel. Der Adamsapfel ist einfach ein besonders großer Kehlkopf, der nötig ist, weil der Mann in der Regel eine tiefere Stimme besitzt. Weil die Stimme aber erst während des Stimmbruchs abrutscht, haben kleine Jungen mit ihren zarten Sopranstimmen noch keinen Adamsapfel.

Der Kehlkopf ist ebenfalls für Entzündungen jeglicher Art zu haben und hat ein reiches Innenleben, voller kleiner Muskeln, Bänder und Knorpel; er ist zur Stimmproduktion vorgesehen. Dafür müssen die Stimmbänder herhalten, die von ebenjenen Muskeln und Knorpeln gesteuert werden.

Vögel haben übrigens zwar einen Kehlkopf, aber keine Stimmbänder. Das mal so ganz nebenbei.

Wie üblich in der Natur kann dabei jede Menge schiefgehen. Das Resultat ist aber fast immer dasselbe: nämlich Heiserkeit.

Bei Erkältungen sind die Stimmbänder meist gerötet und leicht geschwollen. Das reicht schon aus, damit eine Stimme nicht mehr klar, sondern hauchig klingt oder eben gar nicht mehr vorhanden ist. Dagegen helfen Inhalationen (Naturheilkunde und deshalb Lucindes Gebiet) oder Inhalationen (Schulmedizin, also Annas Thema).

Außerdem aber etwas ganz Wichtiges, das möglicherweise gerade den Männern unter uns zugutekommt, nämlich:

SCHWEIGEN.

AUF KEINEN FALL FLÜSTERN, denn das beansprucht die Stimmbänder noch mehr als das normale Sprechen.

Schweigen.

Keine Geräusche mehr.

...

Ganz klarer Vorteil einer Männergrippe mit angeschlossener Heiserkeit.

So ähnlich alle Kehlköpfe funktionieren, so unterschiedlich sind die Stimmen.

Jede ist anders, wie ein Fingerabdruck der Seele, um es mal poetisch auszudrücken. In der Regel produziert der Kehlkopf die Stimme, wobei der eigentliche Klang von zwei winzigen Bändern im Kehlkopf freigesetzt wird. Sie sind bei Frauen nur um eineinhalb Zentimeter lang, und wenn man sich überlegt, dass das nur etwa so lang ist wie eine Biene und was man mit zwei solchen bienenlangen kleinen Falten im Kehlkopf so alles anstellen kann ... Bei Männern sind die Stimmbänder oder Stimmlippen etwas länger, schließlich hat der Mann ja auch eine tiefere Stimme. Aber nur etwas, nämlich so zwei bis zweieinhalb Zentimeter lang. Der Rest des Kehlkopfs ist nur dazu da, die Stimme höher oder tiefer, weicher oder schärfer, jedenfalls irgendwie anders zu modulieren, genauer gesagt, die 16 Muskeln im Kehlkopf.

Fragt sich bloß, warum die Natur so einen Aufwand getrieben hat, denn im Gegensatz zu Vögeln, aber auch einer Reihe anderer Tiere, balzt das Menschenmännchen ja nicht gerade mit seiner Stimme um das Weibchen. Eher im Gegenteil. Wenn man bedenkt, wie ungern Menschenmännchen überhaupt ihre Stimme einsetzen, sind die 16 Kehlkopfmuskeln echt die reinste Verschwendung.

Übrigens kann man auch ohne Kehlkopf sprechen, manche Menschenmännchen können das sogar besonders gut, bloß

Singen funktioniert nur bedingt. Jedenfalls ist es kein besonderer Ohrenschmaus.

Die Rede ist von der Rülpssprache. Sie wird eigentlich eingesetzt bei Menschen, die ihren Kehlkopf verloren haben. Könnte aber bei einigen Menschenmännchen auch für deutlich mehr Kommunikation sorgen, wenn sie sich so unterhalten dürften ...

Aber zurück zum Kehlkopf: Mit diesem etwa walnussgroßen Ding also gibt der Mensch so seine Weisheiten von sich.

Problem: Gelegentlich fällt es aus. Teil- oder Totalversagen. Das nennt man dann Heiserkeit. Damit kann man zwar noch wunderbar Computer spielen (wenn es nicht gerade ein gemeinschaftliches Onlinespiel ist), aber Kindern etwas vorlesen geht natürlich nicht mehr.

Streiten? Fällt aus.

Gespräche zur Beziehungspflege? Vertagt.

Bei manchen Männern fragt man sich, warum sie sich nicht eine Dauerheiserkeit anschaffen als perfekte Entschuldigung für hartnäckige Stummheit.

Die Stimmbänder sind im Falle der Gesundheit ihres Besitzers zwei sehr glatte grauweiße Dinger, die sich – und das sorgt für einen klaren Ton – zur Klangproduktion direkt aneinander anlagern können. Alles, was davon abweicht, beeinträchtigt auch den Ton. Außerdem – da ja die Stimme von Muskeln hergestellt wird und man Muskeln sowohl trainieren als auch überlasten kann – ist ihr Klang davon abhängig, wie geschickt man diese Muskeln einsetzt. Bei manchen Menschen sind die Stimmbänder chronisch überlastet, häufig bei Menschen, die viel sprechen müssen und zusätzlich noch unter Druck stehen: Lehrer. Oder Schauspieler. Was natürlich fast auf dasselbe hinausläuft.

Da lohnt es sich, Stimmunterricht zu nehmen, um zu lernen, wie man die Kehlkopfmuskeln sinnvoll einsetzt. Ergotherapie für die Stimme sozusagen.

Andere sind ständig heiser, WEIL SIE RAUCHEN!

Das ist der Kehlkopfkiller. Alles, was auf den Zigarettenschachteln steht, stimmt. Keine Diskussion, sorry.

Der Doppelwhopper ist natürlich eine Erkältung mit Stimmbandentzündung PLUS Rauchen PLUS Lehrer. Dann kann man auch gleich anfangen, die Rülpssprache zu üben ...

Bei einer nach unten wandernden Erkältung, also wenn die Viren auf die Stimmbänder treffen, werden dieselben rot, denn die Schleimhaut wird zur Virenabwehr auch dort besser durchblutet und schwillt leicht an. Damit aber, mit aufgequollenen, an den Rändern leicht wabernden Stimmbändern, kriegt man keinen schönen Klang mehr hin. Wer auf einem Grashalm blasen kann, kann ja mal probieren, darauf Töne zu produzieren, wenn die Kanten ein bisschen eingerissen sind. Das wird nichts mehr.

Nun ist das Gemeine an den Stimmbändern, dass sie ja ständig in Bewegung sind und dabei leicht aneinanderschlagen. Das aber ist, wenn so ein Band schon verquollen ist, keine gute Idee, es kommt einfach nicht dazu, sich auszuruhen, und so wird das auch nichts mit dem Abschwellen. Ein HNO-Professor hob einst seinen rechten Zeigefinger und sagte: »Das Schweigen ist der Gipsverband für die Stimmbänder.« Danach ging er dann aus der Vorlesung und zündete sich eine Zigarette an.

Also, bei Heiserkeit:

a) Klappe halten
b) Nicht rauchen
c) Inhaliiiiiiiiieren

Behandlungsmethoden

Siehe Rachen (Kapitel 6).

 Homöopathie:

Bei Heiserkeit ist ein anderes Mittel angezeigt, und zwar **Apis/Larynx:** Die Honigbiene gibt mal wieder alles. Die Darreichungsform ist wie gehabt: dreimal fünf Globuli in D6.

KAPITEL 8

Hallo, hier spricht dein Schwamm! Oder: Wie funktioniert eigentlich die Lunge?

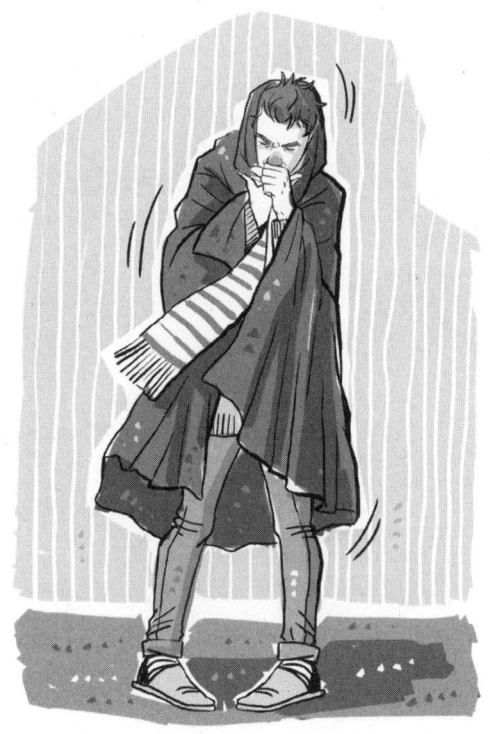

Kleine Fallgeschichte

Susanne Z. über ihren Mann Stefan (beide 46), Nürnberg:
»Zuerst war ich nicht weiter beunruhigt. Ich habe eben gedacht, es wäre die ganz normale Männergrippe. Sie wissen schon, die mit den üblichen Symptomen: Temperatur 37,3 (unter der Zunge gemessen), Tendenz gleichbleibend, Schniefnase, beständiges Jammern, in Dauerschleife geteilte Nahtod-Erlebnisse, nur unterbrochen durch Röcheln und Einfordern von mundgerecht geschnittenen Häppchen, einer ausreichend heißen Wärmflasche und viel Aufmerksamkeit. Das Einzige, was wirklich anders war als sonst, war seine Stimmlosigkeit. Ja, mein Mann war heiser. Ich habe mir nichts dabei gedacht. Heiserkeit, meine Güte. Ansonsten kenne ich das schon. Immerhin sind wir beinahe 15 Jahre verheiratet, und meine Mutter hat mich damals vorgewarnt. ›Susanne‹, hat sie gesagt, als ich erzählt habe, dass wir heiraten, ›ich kann dir nicht viele Weisheiten mit auf den Weg geben. Ob du eine glückliche Ehe führst, hängt sehr davon ab, wie gut es deinem Mann geht. Das ist nicht schön, aber wahr.‹

Ich stecke ihn ja dann immer gleich in Quarantäne ins Gästezimmer. Nicht, weil ich Angst habe, dass wir uns anstecken, natürlich nicht. Ich weiß doch Bescheid!

Aber dann hab' ich mir plötzlich doch Sorgen gemacht. Denn als ich in sein Zimmer kam, um ihm das Übliche zu bringen, sah ich schon von Weitem, dass er Fieber hatte. Glasige Augen, roter Kopf. Sein Atem ging schnell, und er schwitzte. Ja, natürlich hätte es trotzdem nur eine Männergrippe sein können. Aber als ich näher kam, zeigte Stefan nur wortlos auf den Fernseher und machte den Ton lauter.

David Hasselhoff und Pamela Anderson liefen in Zeitlupe am Strand entlang. Mein Mann starrte gebannt auf den Fernseher. Und er weinte. Bei *Baywatch*. Mein Mann. Der Stefan. Und da wusste ich es ... Es war was Ernstes!«

Ernst oder nicht ernst, das ist hier die Frage. Bei der Antwort kann man sich an unterschiedlichen Parametern orientieren – unter anderem an der Höhe der Temperatur. Oder natürlich an *Baywatch*. Ob eine Männergrippe »nur« eine Männergrippe ist und das auch so bleibt, kann man natürlich selbst ein wenig beeinflussen. Und so ein Nachmittag im Bett mit Pamela Anderson hat bestimmt noch niemandem geschadet – schon gleich gar nicht, wenn man dabei wie Stefan seine Stimme schont. Vielleicht kann man somit auch Husten, Bronchitis oder gar eine Lungenentzündung vermeiden. Hilfreich ist natürlich, wenn man versteht, wie sie funktioniert, wo sie liegt und was sie kann. Wir beginnen mit der Luftröhre, in die gewissermaßen der Kehlkopf mündet.

Sie hat – im Gegensatz zur benachbarten Speiseröhre – Knorpelspangen und erinnert daher entfernt an einen Staubsaugerschlauch. Und das ist gut so, denn schließlich ist ihre Funktion ja auch nicht gaaaanz so anders, und man möchte ja nicht, dass der Staubsaugerschlauch (beziehungsweise die Luftröhre) gewissermaßen auseinanderfällt, wenn man anfängt, Luft einzusaugen. Man kann einen Teil der Luftröhre auch ertasten, bevor sie dann in der Tiefe des Brustkorbs hinter dem Jochbein verschwindet. Das ist das Harte, Knorpelige vorne am Hals.

Wie schon erwähnt, ist die Luftröhre auch mit Flimmerepithel ausgestattet, das dafür sorgt, alles, was nicht so wirklich in eine Lunge hineingehört (und das ist vieles), wieder aus ihr hinauszuflimmern.

Das ist effektiv bei Schleim, aber weniger bis nicht effektiv bei kleinen Gegenständen, deshalb unterlässt man bitte das Einatmen von ganzen Erdnüssen oder Büroklammern. Verschlucken ist okay. Allerdings nur im Fall der Erdnüsse.

Die Luftröhre teilt sich dann ein Stück weiter unten auf, und zwar in die beiden sogenannten Hauptbronchien, eine für die rechte Lunge und eine für die linke.

Jetzt stellen wir den Mann mal gedanklich auf den Kopf (gedanklich!) und tun so, als seien wir ein Durchleuchtungsgerät und in der Lage, uns die Lunge anzusehen. Sie sieht jetzt nämlich aus wie ein Baum. Wenn auch ein etwas seltsamer.

Übrigens soll in einer russischen Männerlunge tatsächlich schon einmal ein Baum gewachsen sein, eine kleine Tanne. Der Operateur soll sehr gestaunt haben. Der Mann hat es übrigens überlebt, von der Tanne ist nichts überliefert. Zusammenfassend ist also vielleicht auch das Einatmen von Tannensamen mit Vorsicht zu genießen.

Zurück zum Lungenbaum und seinen beiden Hauptbronchien: Die Luftröhre stellt den Stamm dar und die Bronchien Äste und Zweige. Die zweigen sich dann weiter und weiter auf in immer dünnere Äste und Zweige und enden zuletzt in winzigen Bläschen – das sind die sogenannten Lungenbläschen, und mit denen atmet man eigentlich, oder vornehmer: Hier findet der Gasaustausch statt: Sauerstoff von draußen gegen Kohlendioxid von drinnen. (Beim echten Baum ist es genau umgekehrt, der bastelt Sauerstoff aus Kohlendioxid, wobei man sich wirklich fragen könnte: Wenn man so eine kleine sauerstoffproduzierende Tanne in der Lunge hat – macht die das Atmen überflüssig? Fragen über Fragen.)

Wobei man natürlich nicht reinen Sauerstoff ein- und reines Kohlendioxid ausatmet. Auch in der Ausatmungsluft ist immer noch so viel Sauerstoff, dass man jemanden wiederbeleben und auch die eigene Abluft wieder einatmen kann. Allerdings sollte man das nicht allzu häufig tun, weil gleichzeitig der Kohlendioxidgehalt in der Ausatmungsluft stark steigt, und das ist das, was einen in einem Raum mit vielen Menschen so leicht müde und schwummrig macht.

In der Einatmungsluft sind 21 Prozent Sauerstoff vorhanden, in der Ausatmungsluft immer noch etwa 17 Prozent, gleichzeitig steigt aber der Kohlendioxidgehalt recht schnell an, von weit unter ein Prozent bei der Einatmungsluft zu vier Prozent bei der Ausatmungsluft. Also: Fenster auf bei vielen Menschen im Raum!

Die kleinen Zweige des Lungenbaums, die Minibronchien, enthalten übrigens keinen Knorpel, und die Lungenbläschen sind sehr zart, seifenblasenartig, sonst würde das mit dem Gasaustausch auch gar nicht funktionieren. Das Ganze ist eine ziemlich schwammartige Angelegenheit, leicht und feucht, und wenn man die Lunge zusammendrückt, schäumt sie, produziert also winzige Bläschen. Wir möchten nicht ausschließen, dass man sie zum Spülen benutzen könnte.

Übrigens ist die Lunge kein Ballon, den man aufpustet, sondern man plustert sie gewissermaßen auf, indem man den Brustkorb auseinanderzieht und das Zwerchfell (was eigentlich auch ein echter Muskel ist) nach unten. Ähnlicher Mechanismus wie bei einer Ziehharmonika, wobei Brustkorb und Zwerchfell als Hände funktionieren.

Jetzt muss man sich bloß noch vorstellen, dass die Hände nicht an der Ziehharmonika mittels Riemen befestigt sind, sondern einfach so festkleben. Die Lunge ist nämlich innen am Brustkorb mit ein ganz klein wenig Flüssigkeit und einer ganzen Menge Unterdruck gewissermaßen angeklatscht. Ähnlich wie ein Stück nasse Plastikfolie an einem Fensterglas zum Beispiel.

Haftet gut. Es sein denn, man lässt Luft hinein ...

Das nennt man dann erstens einen Pneumothorax und zweitens einen Notfall. Dann schnurrt der eine Teil der Lunge, der rechte oder der linke, zusammen und fällt bei der Atemarbeit aus. Zum Glück kann man auch mit einer halben Lunge noch atmen, wenn auch keinen Leistungssport mehr machen.

Früher legte man bei Tuberkulosekranken gern den betroffenen Lungenflügel flach. In Thomas Manns Roman *Der Zauberberg* über eine Lungenklinik nennen sich die betroffenen Patienten »Verein halbe Lunge«.

Wie schon erwähnt: Was bei der Nase das Niesen, ist bei der Lunge das Husten. Husten ist übrigens der Knaller. Wenn wir Riesen wären und in der Nähe eines Waldes husten würden, würde danach kaum noch ein Baum an seinem Platz stehen. Wir husten gewissermaßen mit einhundert Kilometern pro Stunde, das ist Orkanstärke. Gut, dass unsere Körpergröße eher übersichtlich ausgefallen ist.

Obwohl, im Falle des Riesen wäre das mit den Tannenbäumen in der Lunge vielleicht nicht so ein Drama ...

Husten ist anfangs meist trocken, das heißt, man hustet keinen Schleim nach oben. Die Schleimhäute sind schlicht entzündet und gereizt. Wobei die Lunge immer mit Husten antwortet, egal ob der Kehlkopf entzündet ist, die Luftröhre, die Bronchien oder die Lunge bis ganz hinunter. Die Schleimhäute sagen gewissermaßen: Hier ist etwas, was wir nicht gebrauchen können, raus damit.

Die Viren lachen nur darüber.

Aber dann kommt der Schleim, der den Schleimhäuten ihren Namen gab. Der wird natürlich auch abgehustet (produktiver Husten), erledigt dabei einige Viren und ist durchsichtig. In der Regel ist der Spuk nach maximal drei Wochen vorbei und gut mit naturheilkundlichen Mitteln zu behandeln.

Wenn nicht ... aber das kommt im nächsten Teil.

Behandlungsmethoden

 Naturheilkunde:

Eines der effektivsten Naturheilmittel gegen Bronchitis, Lungenentzündung und Co. sind **Kartoffelwickel.** Aber nicht nur »obenrum« sind sie toll, sondern man kann sie auch bei Blasenentzündung, Arthrose sowie Schulter-, Nacken- und Rückenschmerzen einsetzen. Ein richtiger Allrounder quasi. Natürlich ist die jeweilige Auflagestelle dann eine andere. Logisch, oder?

Vor dem Rezept aber ein dickes ACHTUNG: MAN! KANN! SICH! HIER! SCHEUSSLICH! VERBRENNEN! Bitte vorher also gut testen, ob die Auflage nicht doch ein wenig heiß ist. Zu kühl sollte sie allerdings auch nicht sein, weil dann war ja alles umsonst, nicht wahr?

Für Kartoffelwickel, die ihren Platz auf dem Oberkörper finden sollen, zerdrückt man etwa fünfhundert bis tausend Gramm mit Schale gekochter Kartoffeln (je nach Oberkörper) noch heiß zu einem Brei. Dann schlägt man die Masse in ein Leinentuch ein und legt sie auf den erkrankten Bereich auf. Bei Husten und Co. wäre das logischerweise die Brust. Das Ganze sollte so lange liegen bleiben, wie es als wärmend empfunden wird (mindestens aber zehn Minuten).

So, jetzt haben wir also eine äußerliche Methode im Kampf gegen den fiesen Husten. Jetzt fehlt uns nur noch was Leckeres aus der Küche. Da gibt es was ganz Feines: den berühmt-berüchtigten **Zwiebel- oder Knoblauchsaft.** Bringt den Husten oft schon über Nacht zum Verschwinden. Wirklich. Aber nicht umsonst sagt man ja im Volksmund, dass Medizin bitter schmecken muss. Das hier schmeckt nicht bitter, sondern eher ... nun ja, die Geschmäcker sind verschieden. Vielleicht schmeckt es dem Patienten, und er trinkt es in Zukunft jeden Abend als Schorle zum Aperitif.

Also: Eine Zwiebel (oder zwei Knoblauchzehen) fein hacken und mit drei Esslöffeln Zucker (Kandiszucker oder Honig geht auch) und ⅛ Liter Wasser verrühren und erhitzen. Zehn Minuten einkochen. Ein Teelöffel Emser Salz hinzufügen (hach ja, was wären wir ohne). Den Saft durch ein Sieb gießen und mehrmals täglich ein bis zwei Teelöffel davon einnehmen. Zusätzlich kann man noch einen Teelöffel Meerrettich (frisch gerieben natürlich, nicht den mit Sahne aus der Tube) hinzufügen, wenn man mag. Die meisten mögen nicht.

Eine **Inhalation mit Thymiandampf** ist auch noch eine ergänzende Maßnahme, die der Lunge sehr guttut. Siehe **Kamillendampf** bei den Behandlungsmethoden Schnupfen, Kapitel 4.

Dass man bei Männergrippe viel trinken soll, haben wir ja schon mehrfach geschrieben. Noch besser wird es, wenn man gezielt das Richtige trinkt. In diesem Fall wäre das ein **Hustentee.** Heiltees kann man sich in Apotheken nach eigenen Wünschen mischen lassen. Im Hustenfall bestünde die ideale Zusammensetzung aus Thymiankraut, Fenchelfrüchten, Anisfrüchten, Huflattichblättern und Sonnentaukraut zu gleichen Teilen.

Zwei Teelöffel der Mischung mit einem Liter kochendem Wasser übergießen, zehn Minuten ziehen lassen, abgießen, abkühlen lassen und eventuell mit Honig süßen.

Und immer schön frisch machen, damit die Wirkstoffe auch noch drin sind.

Übrigens: Ätherische Öle, wie zum Beispiel Thymianöl, in Verdampfern haben ebenfalls eine beruhigende Wirkung auf die Bronchien. Ein paar Tropfen genügen. Ätherische Öle bekommt man im Reformhaus. Bitte immer auf eine gute Qualität achten.

Homöopathie:

Bryonia, die weiße Zaunrübe, eignet sich bei trockenem, schmerzhaftem Husten, der sich bei Bewegung verschlimmert. Der Patient will in Ruhe gelassen werden. Kein Problem, sagen wir, oder? Darreichungsform: dreimal fünf Globuli in D6.

 Schulmedizin:

Gegen schlaflose Nächte bei Reizhusten helfen **Hustendämpfer,** im Extremfall zum Beispiel Codein-Tropfen. Sie sind allerdings nicht umsonst verschreibungspflichtig, denn Codein ist sozusagen die kleine Tochter von Morphium. Morphium setzt, neben seinen anderen, bei einigen Menschen höchst erwünschten, Wirkungen alle möglichen Reflexe und lebenserhaltenden Maßnahmen herab, so stillt es Schmerz, mindert den Appetit, sorgt für Verstopfungen und lindert eben auch Hustenreiz. Auch Codein wird als zusätzliches Schmerzmedikament eingesetzt. Klar, warum es die Tropfen nicht rezeptfrei gibt? Hustendämpfer darf man nicht mehr einnehmen, wenn man anfängt, Schleim abzuhusten. Der Schleim soll ja raus, sonst kann das Ganze zu einer Lungenentzündung führen. Ansonsten hält die Medizin sich an die Naturheilkunde. Viel trinken, abhusten, frische Luft, man kann die Brust mit ätherischen Ölen einreiben, Eukalyptus hilft gut beim Abhusten, aber Achtung: nicht bei Asthmatikern und nicht bei Kleinkindern verwenden, bei beiden kann es zur Atemnot führen.

An Chemie hält die Medizin da noch Ambroxol oder N-Acetylcystein, die sogenannten Hustenlöser, bereit. Es geht die Sage, dass diese Stoffe die Schleimbrücken aufbrechen (wobei einem da sofort die unangenehmsten Gedanken kommen) und den Schleim dadurch verflüssigen. Das aber funktioniert nur, wenn man genügend trinkt (aber Achtung, liebe Menschen mit einer eingeschränkten Nierenfunktion – bitte vorher den Arzt befragen, wie viel man trinken darf). Die am besten geeigneten Flüssigkeiten sind Wasser oder Tee. Tee allerdings nicht in Form von Jagertee, das nur so am Rande, denn Alkohol sorgt im Endeffekt für das Gegenteil: Man gibt letztlich mehr Flüssigkeit ab, als man aufnimmt. Und das ist hier ganz besonders kontraproduktiv ...

Quiz

 Rachen, Kehlkopf und Lunge

(Eine Antwort ist richtig. Oder mehrere. Vielleicht auch gar keine.)

1. Stimmbänder sind ...
   a) die Dinger aus Metall, die an den Gitarren, die man stimmen muss.
   b) bunte Flatterdinger, die man in den Garten hängen kann und die bei Wind singen. Oder kreischen.
   c) Bänder, die man sich um die Handgelenke bindet und bei denen einfach alles stimmt: Farbe, Größe, der Spruch darauf, das hebt die Stimmung!
   d) kleine Strukturen im Kehlkopf, die beim Säugetier hauptsächlich für die Stimme verantwortlich sind.

2. Mandeln ...
   a) gehören auf jeden anständigen Kuchen.
   b) Sind das nicht die Dinger, die entweder draußen oder ewig entzündet sind?
   c) Hieß der Typ nicht Mendel?
   d) ist das Geräusch, das ein Zweitaktmotor macht. Mandelmandelmandel.
   e) sind das Gewebe in Mund und Rachen, das der Keimabwehr dient.

3. Die Lunge ...

   a) mag gern Erdnüsse.

   b) funktioniert ähnlich wie ein Staubsauger, bloß leider, leider, leider ohne Staubsaugerbeutel.

   c) hat Ähnlichkeit mit einem Schwamm.

   d) ist voller Wasser.

   e) ist voller Luft.

4. Atmen ...

   a) ist überflüssig.

   b) Man atmet Stickstoff ein und Sauerstoff aus.

   c) Das Letzte ist zumindest teilweise richtig.

   d) funktioniert besser, wenn Bäume in der Nähe sind.

5. Seitenstränge ...

   a) sind Armmuskeln. Die an der Seite, die so besonders hervorstehen.

   b) bezeichnen eine besonders aparte Flechtfrisur. Haupt- und Seitenstränge.

   c) ist ein Begriff aus der Strömungstechnik und meint, dass Wasser nicht immer den Fluss entlangfließt, sondern manchmal auch über Seitenstränge.

   d) sind lymphatisches Gewebe an der Rachenhinterwand. Eine Unterart der Mandeln.

Auflösung:

1. d) ist eindeutig richtig. Der Rest wohl nicht, aber wir sind da offen ...

2. Aus unserer Sicht a) und e). Obwohl man bei Schwarzwälder Kirschtorte durchaus unterschiedlicher Ansicht sein kann. Und ja, der Typ, der die Vererbungslehre erfunden hat, hieß Mendel.

3. b), c) und e). Wasser ist auch drin. Ein ganz klein bisschen. Im Gewebe. Nicht in den Lungenbläschen. a) ist sicher falsch.

4. b), c) und e) sind im Prinzip richtig, wenn b) auch irreführend ist (wer hat sich eigentlich diese Frage ausgedacht ... tssss). Man atmet ein Gasgemisch ein, inklusive Stickstoff und Sauerstoff, und ein Gasgemisch wieder aus. Alles ganz unexplosiv. Bloß bei dem Gasgemisch, das man ausatmet, ist deutlich mehr Kohlendioxid drin als vorher. Insofern sind wir so eine Art Verbrennungsmotor inklusive stinkender Abgase.

5. d). a) ist sicher falsch, für den Rest würden wir unsere Hände nicht ins Feuer legen ...

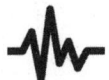

TEIL 2

Jetzt wird's ernst: Die Viren gehen, die Bakterien kommen

Wir kommen jetzt zu einem Bereich, wo die Männergrippe eine ernstere Erkrankung zu werden droht. Bitte anschnallen.

Zunächst ein paar Warnungen.

Erstens: Fieber (wird unten erklärt) ist eine relative Sache. Ganz grob über den Daumen: Je jünger der Mensch, desto höher das Fieber. Im Umkehrschluss können alte Menschen schon bei erhöhter Temperatur eine ernsthafte Erkrankung haben.

Hohes Fieber bei Erwachsenen weist auf eine ernstere Erkrankung hin, ganz besonders, wenn es mit ausgeprägten Kopfschmerzen, Luftnot oder anderen ungewöhnlichen Symptomen einhergeht, und das gehört in die Hände eines Arztes. Und, bei aller Liebe zur alternativen Medizin: Auch die Naturheilkunde hat ihre Grenzen! Nichtsdestotrotz finden sich in den folgenden Kapiteln immer wieder Behandlungsmethoden, die ergänzend angewandt werden können. Auch die Rezepte aus den vorherigen Kapiteln unterstützen natürlich den Genesungsprozess. Trotzdem, auch bei jeder Männergrippe gilt: lieber einmal zu viel zum Arzt (siehe auch Kapitel 10).

UND: Unter all den Männern da draußen gibt es ja auch welche, die NICHT zur Männergrippe neigen, sondern zum glatten Gegenteil. Männer, auch für euch ist dieses Buch geschrieben, explizit aber diese Sätze.

Also: Wer zu denjenigen gehört, die Schnupfen nur für einen anderen menschlichen Aggregatzustand halten – nämlich flüssig, statt fest –, in dem man selbstverständlich alles unternehmen kann, was einem beliebt, inklusive Gewichte stemmen, Gleitschirm fliegen, Extremklettern und für die Weltmeisterschaft im Hürdenlauf trainieren: TUT. ES. NICHT!

Männergrippen und Leistungssport schließen sich aus. Allenfalls sind solche Warmduscheraktivitäten wie Spazierengehen erlaubt. Oder am offenen Fenster im Schaukelstuhl schaukeln.

Den Müll runterbringen.

Das gilt natürlich auch für die echte Grippe, bloß die legt meist selbst den Extremmann so lahm, dass seine Lust auf einen Marathonlauf auf null schrumpft.

Der Hintergrund: das Herz.

Das Herz ist ein sehr gut durchbluteter Muskel, der alle diese Viren, die sich im Blutkreislauf herumtreiben, umwälzt. Sie kommen also alle bei ihm vorbei. Und: Das Herz kann sich AUCH entzünden. Eine Herzmuskelentzündung will aber definitiv niemand haben. Und wir, die Autorinnen, kennen tatsächlich echte Menschen, denen das passiert ist; bei einem endete es mit einer Herztransplantation ...

Also: Männergrippe ist Schonzeit. Für die Mammuts und die Männer.

Nach dieser kurzen Vorrede kommen wir zu dem, was manche eine »verschleppte Erkältung« (pardon eine »verschleppte Männergrippe«) nennen. Tatsächlich beinhaltet es meistens eine Beteiligung von Bakterien (oder auch mal Pilzen), die mit Begeisterung den von den Viren schon vorgeschwächten Körper übernehmen.

In der Regel dauert ein grippaler Infekt – also Husten, Schnupfen, anfangs Temperatur, Schlappheit – ungefähr eine Woche, wie schon der Volksmund weiß. Viren kommen schnell und gehen schnell, beziehungsweise werden vom Körper beseitigt. Nach dem Prinzip der Verdrängung beherrschen immer die durchsetzungsfähigsten Keime den Platz beziehungsweise den Körper. Erst wenn die Viren gehen, schlägt die Stunde der Bakterien – das Feld ist bereitet: Der Körper angeschlagen, die Schleimhäute noch entzündet ... dann schleichen sie sich ein. Oder wenn sie sich ohnehin schon im Körper herumtreiben, normalerweise aber in Schach gehalten werden – jetzt ist der Moment, in dem sie die Herrschaft übernehmen.

Und das Resultat: Es geht dem Kranken nicht besser. Oder es ging ihm schon einmal besser und jetzt wieder schlechter.

Der Husten will und will nicht aufhören. Quälende, sich schnell steigernde Ohrenschmerzen nisten sich ein. Die Halsschmerzen nehmen überhand. Oder der ganze Kopf tut weh, die Zähne, die Stirn, vielleicht bohrt auch ein tiefer, dumpfer Schmerz irgendwo in der Mitte des Kopfes herum. Möglicherweise entwickelt der Gequälte auch richtig Fieber.

Spätestens jetzt muss er zum Arzt. Hilft nichts.

Einige bakterielle Krankheiten, die sich typischerweise nach grippalen Infekten jeglicher Art entwickeln, haben wir hier zusammengestellt. Mit keinerlei Anspruch auf Vollständigkeit.

KAPITEL 9

The heat is on! Eine kleine Abhandlung über das Fieber

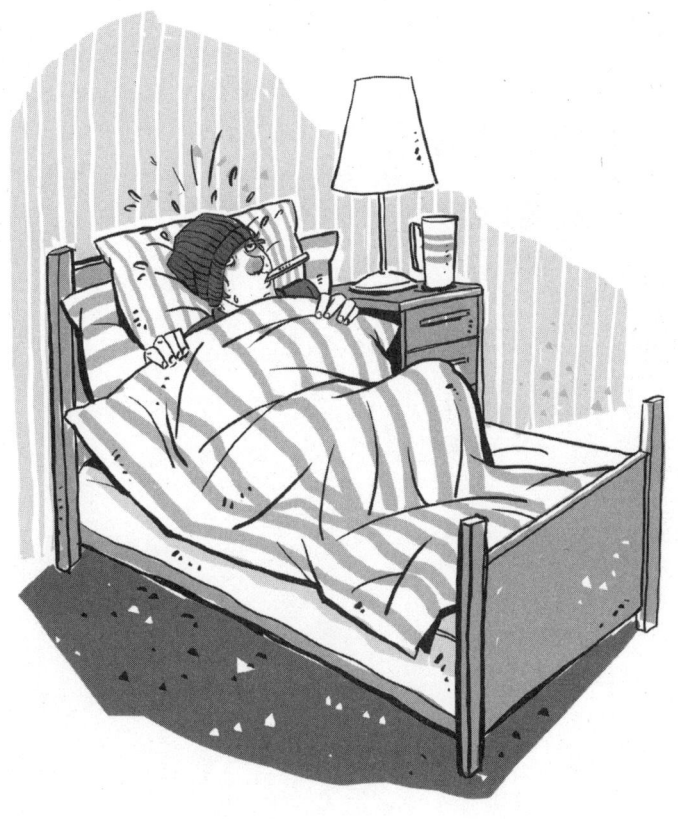

Wenn der Liebste mit waidwundem Blick bittet: »Kannst du mal fühlen, ob ich Fieber habe?«, wäre die Antwort »Das ist eine Definitionsfrage« bestimmt nicht diejenige, die den leidenden Mann befriedigt.

Obwohl es stimmt. Fieber ist schlicht eine Sache der Definition, man hat es ab 38 Grad Celsius (als Jugendlicher oder Erwachsener), und wenn man ein Baby oder Kind ist, erst ab 38,5 Grad.

Erhöhte Temperatur bedeutet 37,5 bis 38 Grad und ist in der Regel undramatisch (außer bei höherem Alter, wie oben erwähnt), auch wenn es die eine oder andere sehr unangenehme Krankheit gibt, die nur mit erhöhter Temperatur einhergeht. Im Rahmen einer Männergrippe aber ist erhöhte Temperatur ungefährlich.

Dennoch empfehlen wir – nach Messung der Körperkerntemperatur auf Verlangen des leidenden Mannes – nicht ein verächtliches »Nein, du hast keineswegs Fieber!«, sondern stattdessen ein mitfühlendes »O weh, du hast eindeutig subfebrile Temperatur ...« (für Nichtlateiner: *febril* = fieberhaft, *sub* = unter. Zusammen: eine Körpertemperatur, die sich unter Fieber bewegt).

Das ist was. Daran kann Mann sich festhalten. Das hat Krankheitswert.

Fieber als solches ist keine Krankheit, sondern nur ein sogenanntes Symptom. Man bekommt es im Zusammenhang mit Infektionen jeglicher Art, und es hat etwas mit deutlich erhöhter Körpertemperatur zu tun.

Die Temperatur geht zwar auch beim Hitzschlag und gelegentlich einmal bei Krebserkrankungen unangenehm in die Höhe, der Mechanismus dabei ist aber ein ganz klein bisschen anders, weshalb – Achtung, entscheidender Unterschied – die üblichen fiebersenkenden Medikamente (Aspirin, Ibuprofen, Paracetamol) dann auch nicht funktionieren.

Und warum heizt der Körper überhaupt auf?

Im Gehirn (genauer im Hypothalamus) sitzt der zentrale Temperaturregler für den Körper, sozusagen das Thermostat. Das ist in der Regel etwa auf 37 Grad eingestellt, mal etwas höher, mal etwas niedriger, aber die Körpertemperatur weicht nie weit von diesem Idealwert ab. Idealwert, weil besonders die Enzyme nur in einem relativ engen Temperaturbereich gut funktionieren – also die Substanzen im Körper, die die ganzen chemischen Umwandlungsvorgänge teils ermöglichen und teils enorm beschleunigen (wie verwandele ich Brot in Zucker, wie baue ich aus Cholesterin Hormone, wie sorge ich dafür, dass aus der trockenen Erbinformation wieder anständige neue Enzyme zusammengebaut werden ...).

Ohne Enzyme gäbe es im Übrigen kein Bier, das nur so am Rande. Allerdings wird das von Hefen zusammengebaut und keinesfalls im Körper, auch das nur so am Rande. Falls der Mann im Raum jetzt schon glänzende Augen bekommen hat.

Zurück zum Thermostat: Es lässt sich allerdings verstellen, und am häufigsten ist das bei Infekten der Fall, also zum Beispiel Männergrippen. Dabei entstehen sogenannte Zytokine und Pyrogene (Feueranzünder), Stoffe, die entweder von den Bakterien oder Viren selbst oder von den Immunzellen ausgeschüttet werden. Wie immer in der Biologie ist das Ganze natürlich einen Tick komplizierter, aber das soll uns hier reichen.

Diese Pyrogene wiederum kurbeln ein Enzym an, und dieses Enzym baut ein Prostaglandin zusammen. Prostaglandin E2. Eifriger Arbeiter, so eine Art Hausmeister, macht im Körper alles Mögliche, unter anderem dreht es am Thermostat. Und das steht plötzlich auf 38 Grad. Und ähnlich wie bei der Heizung gibt es nun im Körper Temperaturfühler ...

Fühler an Zentrale: »Alles in Ordnung, alles in Ordnung. 37 Grad.«

Zentrale: »Verflixte Hacke! Was ist im Maschinenraum los? Viel zu kalt. Wir brauchen ein Grad mehr. Zentrale an Leber, Zentrale an Leber: Verbrennung hochfahren!«

Leber: »Dann schieb mal was zu Fressen rein, sonst verbrennen wir hier Substanz.«

Zentrale: »Keine Zeit. Hirn meldet ›Appetitlosigkeit‹, Hirn nervt. Zentrale an Muskeln!«

Muskeln: »Seufz. Du willst wieder, dass wir rumzittern, ja?«

Zentrale an Muskeln: »Sofort rumzittern!«

Muskeln: »Immer wir! Wie wäre es, wenn die Leber mal rumzittert?«

Zentrale: »Klappe. Zittern.«

Muskeln: »Haha! Der Darm ist auch ein Muskel. Der Darm muss mitzittern!«

Darm: »Facepalm. Glatte Muskulatur. Wir sind glatte Muskulatur. Glattglattglatt. Wieder nicht aufgepasst? Was habt ihr eigentlich für ein Gedächtnis?«

Muskeln: »Ach ja, da war ja was ... Haaaaaa! Aber das Herz. Das ist auch ein Streifenhörnchen, gestreift wie ein Zeeebra! He, Herz!«

Herz: »Ruhe da unten, oder ich streike.«

Zentrale: »Muskeln. Noch ein Wort und ich schicke euch nächste Woche wieder zu McFit ... Unvorbereitet. Ihr erinnert euch doch noch an das letzte Mal?«

Muskeln: »Man wird sich doch wohl mal beschweren dürfen ...«

Zentrale (brüllt): »Zittert!«

Muskeln: »Sch... sch... schon gu... gu... gut!«

Zentrale an kleine Arterien: »He, ihr da draußen, ja, ihr in der Körperperipherie. Wir frieren, was macht ihr also? Ja? Ja?«

Kleine Arterien (piepsen): »Zusammenziehen.«

Hände und Füße: »He, warum dürft immer nur ihr es warm haben, Herz und Bauch und Hirn? Warum müssen immer wir daran glauben?«

Zentrales Thermostat: »Weil. Isso. Nehmt es hin!«

Hauptschlagader im Bauch: »Soll ich mich auch zusammenziehen? Ha, ha, Scherz!«

Fühler: »37 ... 37,2 ... 37,5 ... 37,8 ...«

Zentrale: »Bitte, geht doch.«

Und das nennt man dann Schüttelfrost. Wenn das zentrale Thermostat beschließt, dass die Körpertemperatur zu niedrig ist, also natürlich auch im Winter bei ungenügender Kleidung, zittern wir. Beim Muskelzittern werden viele Kalorien verbrannt, das erhöht sehr effektiv die Körperkerntemperatur (»Kalorien« kommt übrigens vom lateinischen *calor* = Wärme). Wenn der Sollwert – in unserem Fieber-Beispiel 38 Grad – erreicht ist, hört man auf zu zittern, und der Körper glüht nur noch leise und zufrieden vor sich hin. Sämtliche Stoffwechselvorgänge sind jetzt beschleunigt. Das Herz schlägt schneller, man atmet schneller, alle Körperfunktionen werden beschleunigt und somit auch Immunzellen schneller nachproduziert, und sie sausen im Körper schneller herum.

Nebenbemerkung: Bei milde erhöhter Temperatur sollen viele Menschen vermehrt an Fortpflanzung denken. Tuberkulose ist eine Krankheit, die sich durch ständig leicht erhöhte Körpertemperatur auszeichnet, weshalb, wie uns einst ein Professor versicherte, es in den alten Lungenkliniken hoch hergegangen sein soll … vielleicht kommt daher auch der Ausdruck »heißblütig«.

Kinder haben schon mal hohes Fieber. Ganz kleine Kinder haben auch mal einen Fieberkrampf, was für die Eltern sehr beunruhigend ist, aber dennoch meistens harmlos. Bei Erwachsenen ist beides ungewöhnlich und deutet auf ernstere Erkrankungen hin. Bei epileptischen Krampfanfällen gehören sonst gesunde Erwachsene sofort zum Arzt, ebenso bei hohem Fieber.

Und was macht der Körper, wenn die Keime besiegt, also keine thermostatverstellenden Pyrogene mehr in den Adern unterwegs sind?

Fühler an Zentrale: »38 Grad … 38 Grad … 38 Grad.«
Zentrale (hat inzwischen ihren Pyrogenirrtum bemerkt): »Seid ihr alle völlig irre? Seit wann brauchen wir hier 38 Grad? Habe ich euch nicht tausendmal gesagt: Sie-ben-und-drei-ßig?«
Muskeln und Leber gleichzeitig: »Immer das Gleiche. Der weiß nie, was er will. Wir gehen zum Betriebsrat!«
Milz (mischt sich ein): »Ham wa nich!«
Muskeln und Leber: »Dann demonstrieren wir!«
Herz: »Klappe. Sonst streike ich.«
Muskeln und Leber: »Schon gut, schon gut, wir meinten ja nur …«
Zentrale an Muskeln: »Aufhören zu zittern, ihr Idioten!«
Muskeln: »He, endlich mal eine gute Nachricht!«
Zentrale an Leber: »Normalverbrennung!«
Leber: »Okay …«
Zentrale an Schweißdrüsen: »Blubbern!«

Schweißdrüsen: »Sind wir Fische?«

Zentrale: »Macht hinne!«

Herz: »Sonst. Streike. Ich ...«

Schweißdrüsen: »Das ist hier eine besch... Diktatur!«

Milz: »Wandert doch aus ...«

Fühler: »37,9 ... 37,8 ...«

Arme: »Dürfen wir jetzt die Daunendecke endlich wegziehen?«

Kleine Arterien in Händen und Füßen (piepsen): »Dürfen wir
uns wieder erweitern? Kriegen wir wieder etwas Wärme ab?«

Zentrale: »Was für eine Frage ... Was hattet ihr bei der letzten
Untersuchung noch gleich für einen AQ?«

Kleine Arterien (piepsen): »Was ist das?«

Zentrale: »Ein Arm- und Arterien-Quotient. Statt Intelligenz-
quotient. Versteht ihr? Arm und Arterien ...«

Fühler: »37,5 ... 37, 2 ... 37,0.«

Ohren: »Ruhe im Gebälk. Da kommt jemand!«

Man hört sich nähernde Schritte.

Stirn: »Melde: fremde Hand.«

Gehirn: »Wie fremd? Augen?«

Augen: »Seufz. Stirn mal wieder. Sehr bekannte Hand. Weiblich.«

Gehirn an Stimmbänder: »Los, fragt endlich, was ich fragen
will!«

Stimmbänder: »Habe ich noch Fieber?«

Gehirn: »Gut gemacht.« (wird rot)

Ohren an Gehirn: »Willst du auch die Antwort wissen?«

Gehirn an Ohren: »Wollt ihr darauf MEINE Antwort hören?«

Ohren: »Kriegen wir Schokolade?«

Gehirn: »Klappe. Sonst ...«

Herz: »He, Gehirn, kannst du auch streiken?«

Ohren: »Nein.«

Gehirn: »Natürlich kann ich streiken. Soll ich euch das mal vormachen? Dann ist die Lampe aber aus, dann könnt ihr aber Schäflein zählen, dann ist hier kellerduster, dann ...«

Ohren: »Das war die Antwort.«

Gehirn: »Welche Antwort?«

Ohren (verdrehen die Augen): »Auf deine Frage. (machen Stimmbänder nach) Habe ich Fieber?«

Gehirn: »Oh. Gut. Oder schlecht. Denn wenn wir kein Fieber mehr haben ...«

Gehirn, Herz, Augen, Ohren, Milz, Darm etc.: »... hat sie uns nicht mehr liiiiiiiiiiieb ...!«

Behandlungsmethoden

 Naturheilkunde:

Ach je. Jetzt hat es ihn doch richtig erwischt? Dann kommt er am Tee vermutlich nicht vorbei. Aber ganz im Vertrauen, es gibt auch noch Schlimmeres. Zum Beispiel:

Aus der Küche:
   Ingwersud
   ¼ Liter Wasser mit dreißig Gramm klein geschnittenem Ingwer und zehn Gramm braunem Zucker aufkochen (für Frauen oder ganz hartgesottene Männer auch ohne süß), zehn Minuten köcheln lassen, dabei unbedingt den

Deckel auf dem Topf lassen, damit all die guten ätherischen Öle nicht verduften.

So, und jetzt kommt der schlimmste Teil: im akuten Männergrippezustand trinken. Jawohl, das ganze Ding. Oder wenigstens ein Schnapsglas voll. Jede Stunde. Oder für die ganz Zarten: teelöffelweise in Wasser oder – (wir erlauben uns ein kleines Lachen) – Tee.

Man kann den Ingwersud übrigens auch mit frischem Zitronensaft ein bisschen pimpen. Manche sagen, es schmeckt dann beinahe gut.

Aus dem Garten:

Wer einen Holunderbusch im Garten hat, sollte unbedingt im Sommer aus den beinahe schwarzen Beeren einen Saft herstellen. Der unglaubliche Vitamin-C-Gehalt von **Holundersaft** macht ihn zu einem Top-Soldaten gegen den Puschelhasen. Ein Glas, am besten warm getrunken, mit Zitrone und ein bisschen Honig geschmacklich verbessert – top! Auch präventiv ist der Saft eine Wunderwaffe. Wer keinen Holunderbusch hat, kann den Saft natürlich auch im Reformhaus oder der Apotheke kaufen.

Nicht fehlen dürfen natürlich die **kalten Wadenwickel:**

Zwei Leinentücher (Geschirrtücher eignen sich prima!) in zimmerwarmes Wasser tauchen und faltenfrei um beide Unterschenkel vom Knöchel bis zum Knie wickeln. Darüber ein trockenes Wolltuch (auch diese wollenen Wandersocken sind spitze und halten alles zusammen). Den Wickel zwanzig bis höchstens vierzig Minuten liegen lassen, ansonsten haben Wadenwickel oft die gegenteilige Wirkung.

Nach einer Ruhepause von dreißig Minuten darf man das Ganze aber gern wiederholen, wenn das Fieber noch nicht gefallen ist.

Übrigens: Ein guter Hinweis darauf, ob das Fieber noch steigt oder schon fällt, ist der Fuß selbst – ist die Fußsohle kühl, wird auch das Fieber weniger.

Pfarrer Kneipp hat zum Wadenwickelwasser immer noch etwas **Essig** hinzugefügt. Er fand das noch effektiver. Riecht ein bisschen merkwürdig – aber wenn's hilft?

Ach ja, was natürlich supereffektiv ist:

Der gute alte **Einlauf!** Jawohl! Nichts bringt die Körpertemperatur so schnell auf Normalwert wie ein Einlauf. Nicht schön? Nein. Aber hilfreich. Auch hier kann ein bisschen Emser Salz im lauwarmen Wasser nicht schaden, denn der Darm ist ebenfalls wie die Nase und die Lunge mit Schleimhaut ausgekleidet und mag es gar nicht, wenn man nicht für ausreichend Feuchtigkeit sorgt. Manchmal reicht die Androhung eines Einlaufs natürlich auch schon aus, um Pseudomännergrippekranke von Echtmännergrippekranken zu unterscheiden: Die Pseudos können plötzlich sehr schnell laufen.

 Aus der Apotheke / dem Reformhaus:

Kaum jemand weiß, dass man ätherische Öle sogar einnehmen kann. Tatsächlich gibt es sogenannte Aromatherapeuten, die mit nichts anderem arbeiten als mit ätherischen Ölen.

Und zwar oral, lokal, systemisch und überhaupt grundsätzlich überall. Die Öle schmecken wirklich auch überhaupt nicht gut, was in diesem Fall wieder einmal die Volksweisheit um die bittere Medizin bestätigt.

Achtung: Ätherische Öle – vor allem die, die man einnehmen will – müssen unbedingt Bioqualität haben. Außerdem muss man beim Kauf unbedingt darauf achten und im Zweifel danach fragen, ob man sie auch oral zu sich nehmen kann.

Für unsere Zwecke brauchen wir:

Manukaöl

Teebaumöl

Lavendelöl

Jeweils fünf Tropfen auf einen Teelöffel (Tschuldigung: Kaffeelöffel natürlich!) und ab damit unter die Zunge – beziehungsweise in den Mund. Man kann die Öle jeweils einzeln oder auch gemischt einnehmen. Dort soll man die Öle »schmauchen«, das heißt, sie durch den Mundraum bewegen, damit die Schleimhaut sie gut aufnehmen kann. Mann kann es sich schönreden und behaupten, es wäre gesunder Schnaps. Ob man sich das selbst glaubt, ist allerdings die Frage. Aber es hilft definitiv.

 Homöopathie:

Oscillococcinum: wird aus Entenleber und -herz hergestellt. Seine Wirkung auf Grippekranke hat ein französischer Lazarettarzt entdeckt. Bei diesem Mittel rufen die Homöopathiekritiker besonders laut »PLACEBO!«, aber viele andere, die es probiert haben, sagen, es wirkt. Tja. Am besten ist immer gesund bleiben, schon klar. Aber wenn nicht ... einen Versuch ist es vielleicht wert. Bei den ersten Anzeichen nimmt man sofort eine Dosis (à einem Gramm), dann zwei- bis dreimal täglich eine weitere. Man kann es auch präventiv nehmen. Da reicht dann eine Dosis pro Woche. Dieses homöopathische Medikament kann man tatsächlich in Einzeldosen kaufen.

 Schulmedizin:

Zunächst einmal: Fieber ist keine Krankheit an sich, sondern Beiwerk. Und wenn es nicht sehr hoch ist, muss man es auch gar nicht senken. Besser ist, man schont sich. Bei Fieber helfen – wie gesagt – zusätzlich zu den naturheilkundlichen Aktivitäten wie Wadenwickel und dergleichen, die selbstverständlich auch normale Ärzte im Angebot haben, die drei Fiebersenker Aspirin, Paracetamol und Ibuprofen. Gern auch in Kombination mit Wadenwickeln. Aspirin nicht für Kinder unter zwölf und insgesamt: mit Schmerz- und Fiebermitteln bitte zurückhaltend umgehen. Sie sind keineswegs so harmlos, wie manche Menschen denken, die sie für eine Art Bonbons mit praktischen Nebenwirkungen halten. Aspirin und Ibuprofen können bei Dauergebrauch die Nieren schädigen und selbst chronische Kopfschmerzen auslösen. Paracetamol kann die Leber schädigen. Außerdem sind sie derzeit im Verdacht, eine Reihe weiterer unerwünschter Nebenwirkungen zu haben. Einer der Grundsätze in der Medizin lautet: Alles in Maßen (nein, NICHT in Massen!!), das gilt für Schmerzmittel wie für Schokolade.

Viren, Bakterien, Antibiotika und so – Aufklärung ganz ohne Sex

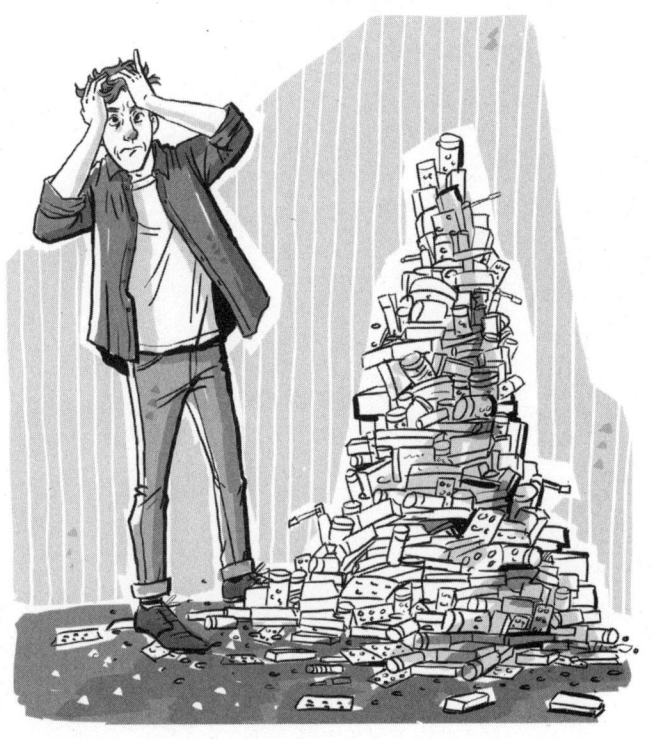

Michi F. (23), Schwäbisch Gmünd:

»Meine Freundin, die Betty, die weiß immer, was zu tun ist. Wenn wir beide gesund sind, sowieso. Betty hat die coolsten Ideen. Echt jetzt. Bungee-Jumpen, Fahrradtouren, Partys – Betty kümmert sich um alles. Und wenn es mir schlecht geht, muss ich nur sagen: Betty, ich bin krank – und dann legt sie los. Neulich erst wieder. Ich hatte Fieber. Richtig hoch. 39,2. Das ist schon ein Wort, oder? Husten, Rippenschmerzen, Kopfschmerzen, Gliederschmerzen, alles. Morgens ist Betty noch an die Uni, aber als ich sie dann angerufen habe, kam sie sofort. Sie weiß eben, wann es ernst wird. Und, was soll ich sagen? Sie hatte sofort einen Plan.

Wir hatten noch ein paar von diesen Antibiotikatabletten von Julis Blasenentzündung von letztem Jahr, waren nicht abgelaufen, die Dinger, und Betty hat dann gesagt, die soll ich mal nehmen.

Juli ist die kleine Schwester von Betty, als die letztens bei uns war, hat sie eben 'ne Blasenentzündung bekommen. Betty ist natürlich sofort mit ihr zum Arzt, weil mit Blasenentzündung spaßt man nicht. Der Arzt hat zwar gesagt, dass sie sie eine Woche nehmen soll, aber als die Schmerzen weg waren, hat Juli die Dinger auch gleich wieder weggelassen – Antibiotika sollen ja auch nicht so gut sein, sagt Betty.

Na ja, und da waren eben noch ein paar übrig. Jedenfalls, an meiner Betty ist echt ein Arzt verloren gegangen, sag' ich Ihnen! Die kann wirklich was. Ich hab' also das Antibiotikum genommen. Und weil es mir echt schlechter ging als

Juli neulich und ich ja auch doppelt so groß und schwer bin wie sie, hab' ich auch die doppelte Menge genommen. Hat trotzdem nichts geholfen. Komisch, oder? Betty hat sich auch voll gewundert. Sie hat dann für mich eben auch beim Arzt angerufen. Vielleicht war das Antibiotikum doch nicht mehr gut, oder was weiß ich. Ich durfte gleich kommen. Betty hat mich gefahren. Der Arzt hat voll Alarm geschlagen und mich sofort ins Krankenhaus zum Röntgen geschickt. Soll ich Ihnen was sagen? Ich hatte Lungenentzündung. Und was haben die gemacht? Die haben mir ein Antibiotikum gegeben. Witzbolde. Das, was Betty mir gegeben hat, sei das falsche, haben sie behauptet, und dass es aus gutem Grund nur Ärzte verschreiben dürfen. Aber jetzt mal unter uns: Da stand auch nur irgendein anderer Name drauf – innendrin war ja trotzdem das Gleiche, oder? Die wollten nur nicht zugeben, dass Betty von Anfang an recht hatte.«

Drei Worte: TUT! DAS! NICHT!

Auf keinen Fall sollte man einfach irgendein Antibiotikum, das nicht speziell für den Patienten und seinen speziellen Krankheitsfall verschrieben wurde, nehmen. Es gibt sie nämlich doch, die Unterschiede in der Dosierung und Zusammensetzung. Und vor allem gibt es sehr, sehr, sehr viele unterschiedliche Bakterienarten, die Natur ist bekanntlich sehr kreativ. Und KEIN, wir wiederholen: KEIN Antibiotikum hilft auch nur ansatzweise gegen alle. Manche helfen nur gegen eine oder zwei Bakteriensorten, dafür aber sehr effektiv, andere, die sogenannten Breitspektrumantibiotika, killen gleich mehrere (aber immer noch nicht ALLE), dafür dauert es manchmal länger.

Und außerdem kann es durchaus sein, dass ein Antibiotikum überhaupt gar nicht wirken kann, nämlich dann, wenn es sich nicht um eine bakterielle, sondern um eine virale Infektion handelt.

Denn Bakterien und Viren sind total unterschiedliche, aber durchaus gleich fiese Angreifer. Sie haben natürlich auch Gemeinsamkeiten: Beide können einen sehr nachhaltig krank machen, und beide sind für das menschliche Auge unsichtbar (auch wenn Bakterien bis zu hundertmal größer sein können als Viren). Ende der Gemeinsamkeiten.

Weil sie so unterschiedlich sind, erfordert es auch jeweils eine andere Therapie, sie wieder loszuwerden. Um es noch ein wenig deutlicher zu sagen: Viren mit einem Antibiotikum bekämpfen zu wollen wäre, als ob man versuchen würde, einen Flächenbrand zu erschießen. Nicht logisch? Eben.

Fangen wir ganz von vorne an: Viren und Bakterien »überfallen« den menschlichen Körper, indem sie sich vermehren. Bis zu einem gewissen Punkt kommt der Mensch vielleicht klar, aber wenn es jeweils zu viele Angreifer werden, macht er schlapp, egal wie klein die Dinger sind. Die Bakterien machen es einfach wie alle anderen Zellen: Sie teilen sich und teilen sich und teilen sich ... und in jedem neuen Bakterium steckt derselbe Angriffsplan. Je mehr davon, desto Pech gehabt, Mensch. Ab auf die Couch.

Viren sind viel einfacher gestrickt und dadurch subtiler: Sie haben keine Zellwände und können sich nämlich deshalb auch nicht einfach so teilen. Viren brauchen einen Wirt. Der Wirt ist aber doof und blind und lässt sich vom Virus umprogrammieren. Genauer gesagt, die Erbinformation in seinen Körperzellen.

Und diese Körperzellen mutieren jetzt zu Mutanten, nämlich zu total verkommenen, bösen, gemeinen Dingern. Weil sie unentwegt Viren zusammenbauen, statt sich wie anständige Zellen zu verhalten. Anschließend gehen sie kaputt, und die Viren stürzen sich auf die nächste Zelle und ... zerstören die guten Zellen, und das macht ebenfalls krank. Natürlich ist das alles viel komplexer und komplizierter und wissenschaftlicher, aber weil in vielen von uns ein bisschen Betty steckt, ist es wichtig, wenigstens das Mindeste zu wissen, um zu verstehen, warum man sich im Krankheitsfall wie verhalten sollte.

Die gute Nachricht also zuerst: Bei einer bakteriellen Infektion kann man – also kann der Arzt, Betty kann das nicht, auch wenn sie es noch so sehr möchte – ein passendes Antibiotikum verschreiben, das die Bakterien entweder zerstört oder an der Vermehrung hindert. Allerdings sind Bakterien lernfähig, und weil das so ist, können sie gegen Antibiotika eine Resistenz entwickeln. Das Antibiotikum wirkt dann nicht mehr. Doof. Und einer der Gründe, warum man es mit der Dosierung und Anwendungslänge genau nehmen sollte. Wir wiederholen uns? Nun, manche Dinge kann man anscheinend nicht oft genug sagen, nicht wahr, Betty?

Antibiotika sind eigentlich uralt, nur hat man sie erst spät wirklich erkannt. Schon in der Antike und im Mittelalter legten Chirurgen schimmelige Lappen auf Wunden, damit sie sich nicht entzündeten. Dazu muss man wissen, dass all diese Krankheitserreger, insbesondere aber Bakterien und diese fiesen kleinen Pilze, in einem Dauerkrieg miteinander stehen. Wie im echten Leben, sozusagen. Pilze versuchen, die Bakterien plattzumachen, Bakterien wehren sich dagegen, gern indem sie sich vermehren wie Kaninchen, beziehungsweise noch viel, viel schneller. Dieser Machtkampf findet auch in unseren Mündern und Därmen statt, weswegen die Pilze, wenn wir ihnen mittels Antibiotikagabe ihre natürlichen Feinde, die Bakterien, nehmen, sofort Morgenluft wittern.

Wer schon einmal Mundsoor hatte – was eine schmerzhafte Pilzinfektion ist –, der weiß, wovon wir hier sprechen.

Was liegt da näher, als gefährliche Bakterien einfach mit den Waffen der Pilze zu bekämpfen?

Und genau das haben die Chirurgen mit den schimmligen Lappen gemacht. Die ersten Antibiotika waren pilzige Chemiewaffen: Penicillin und Streptomycin, beide so Mitte letzten Jahrhunderts erst richtig entdeckt. Beide werden bis heute eingesetzt. Und Penicillin ist, weil es die Zellwände der Bakterien zerlöchert, ein sehr schnell wirkendes Antibiotikum. Und weil wir keine Zellwände haben, können wir es problemlos schlucken … Bis auf die leidigen Allergien …

Andere Antibiotika killen die Bakterien nicht so mitleidlos wie das Penicillin, sondern hindern sie nur daran, sich zu vermehren. Den Rest muss dann die Immunabwehr erledigen.

Deshalb kann es dann auch mal etwas länger dauern, bis sie wirken.

Viren sind aufgrund ihrer andersgearteten Anatomie mit einer Antibiose nicht zu bekämpfen. Sie haben keine Zellwände und können dementsprechend nicht durch aktives Zerstören derselben eliminiert werden. Bei einer viralen Infektion muss der Körper selbst ran. Das heißt, wenn ein Virus zuschlägt, muss man da durch – und das Beste, was man dagegen tun kann, ist, das Immunsystem zu stärken. Davor. Während. Und danach.

Außerdem kann man natürlich die Symptome lindern: Fieber senken, Husten abmildern, Nase frei halten ... Ende!

Gegen Viren gibt es sogenannte Virostatika. Medikamente, die die Vermehrung der Viren begrenzen. Aufgrund der Vermehrungsstrategie der Viren gibt es allerdings bisher leider keine, die die körpereigenen Zellen in Ruhe lassen.

Übrigens: Gegen manche bakteriellen und viralen Erkrankungen kann man sich natürlich prophylaktisch mit einer Impfung schützen (siehe oben). Allerdings funktioniert das nicht bei allen Krankheiten – und speziell bei der Grippeimpfung muss man jedes Jahr nachlegen, denn dieser hundsgemeine Virus ändert pünktlich zu jeder neuen Grippesaison total kreativ seinen persönlichen Look. Und der doofe Wirt lässt ihn wieder rein, weil er sich nicht mehr erinnern kann, dass er letztes Jahr schon Ärger mit ihm hatte. Wirte ... tssss.

Und noch ein Wort zum Schluss: Wenn der Arzt also ein Antibiotikum verschrieben hat und man das große Glück hat, dass es schnell hilft und vielleicht ganz zufällig die Beschwerden nachlassen, bevor die Tabletten oder der Saft aufgebraucht sind, der Arzt aber die Einnahme für eine längere Dauer verschrieben hat, sollte man es weiter einnehmen. Trotzdem. Bis zum Ende. So lange, wie ausgemacht. Okay?

Denn die Gefahr besteht durchaus, dass die Infektion ansonsten zurückkommt, und zwar heftiger als zuvor. Und warum? Weil erstens vielleicht noch Bakterien übrig sind, die sich ja nach wie vor vermehren können und jetzt einfach noch mal zeigen wollen, was in ihnen steckt. Und zweitens, weil das Antibiotikum zwar Bakterien tötet, aber dabei die Lesebrille nicht aufhat. Und deshalb zerstört es nicht nur den Feind, sondern auch die guten Bakterien, die wir alle in uns tragen. Zum Beispiel im Darm, wo wir sie zur Immunabwehr brauchen. Wenn also die Immunabwehr lahmgelegt ist, aber noch Angreifer da sind, haben die einen riesigen Vorteil. Sie überrennen unser Immunsystem einfach, weil keiner mehr zur Verteidigung da ist. Also, Frage: Wollen wir das?

Antwort: Nein, das wollen wir nicht.

Behandlungsmethoden

Zuerst einmal: Eine gesunde Ernährung ist nicht unwichtig. Grundsätzlich ist zu sagen, dass Weißmehl und Zucker im Übermaß einfach nicht gut für uns und unseren Darm sind, daher sollte man nicht nur im Krankheitsfall für eine ausgewogene Diät sorgen. Sie sorgt für besseres Wohlbefinden, und man ist weniger müde. Das Immunsystem kommt mit den bösen Viren und Bakterien viel besser klar. Ach ja, und übrigens: »Diät« heißt nicht »Maßnahme zur Gewichtsreduktion«, sondern es kommt aus dem Altgriechischen und bedeutet »Lebensführung«. Mit der Betonung auf »ausgewogen« und »gesund«.

 Naturheilkunde:

Viele Menschen leiden nach einer Antibiotikakur unter Durchfällen. Um dem entgegenzuwirken, schwören manche auf **probiotische Joghurts,** die den Wiederaufbau der Darm-flora mit den benötigten »guten« Bakterien positiv beeinflussen sollen. Wir sprechen dabei nicht von stark gezuckerten und aromatisierten Milchprodukten, die maßgeblich aus Aromen und Farbstoffen bestehen, die mit den bunten Bildern auf der Verpackung nichts gemeinsam haben. Gar nichts. Ob »gute« probiotische Joghurts wirklich helfen, wird allerdings auch heiß diskutiert. Darüber, dass man sich nach einer erforderlichen Antibiotikabehandlung besonders um den Darm und die Darmflora kümmern sollte, sind sich allerdings alle einig.

Eine Alternative sind Kapseln mit »guten« Bakterien, die man in der Apotheke kaufen kann. Ausprobieren. Man darf sie allerdings nicht nur drei Tage nehmen, weil es einfach eine gewisse Menge von »guten« Bakterien im Darm braucht – nach dem alten Prinzip der Verdrängung. Denn Antibiotika killen ja nicht alle Darmkeime; zum einen überleben die Pilze, Antibiotika können ihnen nichts anhaben. Zum anderen aber auch das eine oder andere Bakterium, wie zum Beispiel Clostridium difficile. Difficile heißt schwierig, und der Name ist Programm. Man kann sich förmlich vorstellen, wie die Clostridien nach einer längeren Antibiotikatherapie im Darm eine große Party feiern. Endlich sturmfrei!

Nicht lustig.

Bei Darmentzündungen, die durch die Sturmfrei-Party der Clostridien hervorgerufen werden, mussten Forscher ursprünglich mit schweren Geschützen schießen. Denn diese Sorte Bakterien überlebte ja, weil die meisten Antibiotika ihnen nichts anhaben konnten. Man gab also einen Antibiotikahammer (mit den entsprechenden Nebenwirkungen) – die Party war vorbei, aber im Darm herrschte Totenstille, und da die Darmbakterien einige Aufgaben haben, ging es dem Körper dann keineswegs gut.

Heutzutage gibt man den Kranken einfach die Darmbakterien von gesunden Menschen. In einer Kapsel, die sich erst im Darm auflöst. Und: Es hilft. Viel besser als das Hammerantibiotikum. Und das, obwohl es Naturheilkunde pur ist.

 Homöopathie:

Okoubaka, eine seltene westafrikanische Urwaldpflanze, hilft bei Magen-Darm-Erkrankungen und auch in diesem Fall der Darmflora, sich zu regenerieren. Darreichungsform: dreimal fünf Globuli in D6.

»-itis« oder »-ose«? Auf die Endung kommt es an

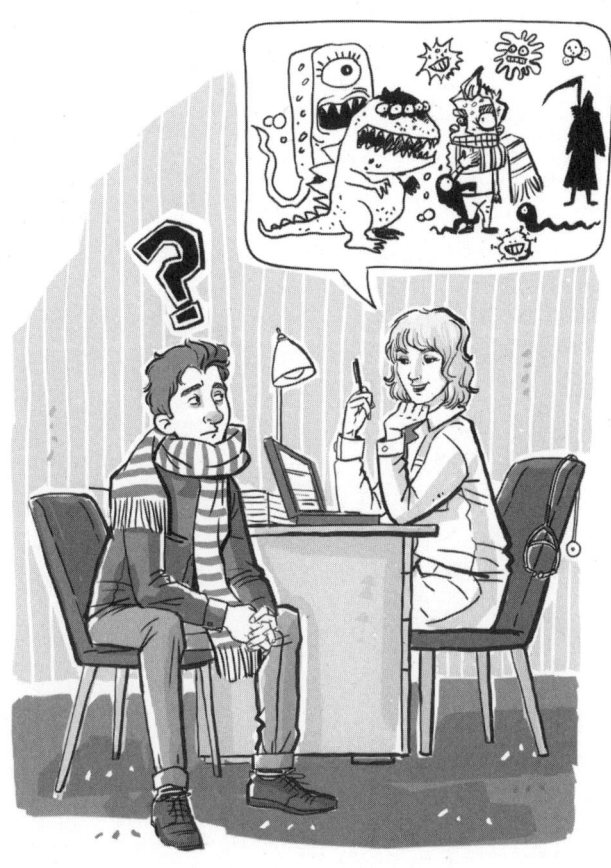

Kleine Fallgeschichte

Frau Schmidt (48) und der Doktor, Saarbrücken:
»Liebe Frau Schmidt, die Symptome sind eindeutig«, sagt der Doktor und schüttelt den Kopf. »Sie haben eine Rhinopharyngitis mit subfebrilen Temperaturen, aber das ist ja normal bei einer beginnenden Influenza. Aber machen Sie sich trotzdem keine Sorgen, das Ganze ist weder letal, noch erfordert es andere Eingriffe chirurgischer Art. Noch nicht einmal minimalinvasiv. Sollte sich nun keine Bronchitis oder Ähnliches draufsetzen, ist alles gut. Ich schreibe Ihnen ein leichtes Immunstimulanz auf, etwas Analgetisches zum Lutschen für die Pharyngitis und Nasenspray für die vasomotorische Rhinitis, und dann sehen wir weiter. Bei dem Spray achten Sie allerdings bitte darauf, dass es nicht zu einem Abusus kommt, denn dann verschlimmern Sie das Problem nur noch. Also gehen Sie nach Hause, erholen Sie sich, und vor allem beruhigen Sie Ihre Familie.«

Was? Wie? Rhinitis? Letal? Minimalinvasiv? Abusus? Der Besuch beim Arzt hat Frau Schmidt in keinster Weise beruhigt. Schließlich wollte sie nur eine Krankmeldung für ihre Arbeitsstelle haben. Und nun hat sie außerdem irgendwas, was sie sich noch nicht einmal merken konnte und was sich verschlimmert, wenn sie … wenn sie … was war das noch?

Dass viele Worte mit »-itis« am Schluss dabei waren, das hat sich Frau Schmidt behalten. Immerhin sind das ja auch Worte, die sich ziemlich dramatisch anhören. Nach Hause gehen und die Familie beruhigen … der Doktor ist ja lustig. Aber immerhin hat er es ja bestimmt täglich mit Menschen zu tun, denen er die schlimmen Neuigkeiten überbringen muss. Das härtet ab. Ob sie vielleicht doch besser mal nach ihrer Patientenverfügung schauen sollte?

Ja. Und nein. Natürlich sollte Frau Schmidt nach ihrer Patientenverfügung schauen, denn das ist nie ein Fehler. In diesem Fall aber muss sie sich wirklich keine Sorgen machen, dass ihre Krankheit wirklich letal, also tödlich, sein könnte.

Auch eine Rhinitis kann man überleben. Schließlich handelt es sich dabei nur um eine Nasenentzündung. Einen profanen Schnupfen. Weil Ärzte aber nun mal die lateinischen und griechischen Namen gelernt haben, müssen sie sie auch benutzen. Dafür legen sie einen Eid ab, bei dem sie dies versprechen. Und wenn sie das nicht tun, bekommen sie den Doktor vorne an ihrem Praxisschild nicht und können keine Rhinitis mehr diagnostizieren (altgriechisch von *diagnosis* = Unterscheidung, Entscheidung) und/oder kurieren (lat. *curare* = heilen).

Natürlich ist es nicht ganz so. Erstens bekommen Doktoren ihren Doktortitel nicht verliehen, weil sie sich so gut mit lateinischen oder griechischen Fremdwörtern auskennen, und zweitens benutzen sie sie nicht – zumindest die meisten –, um Patienten zu verwirren. Absichtlich. Aus Versehen natürlich schon, aber auch nur, weil ihnen ebendie lateinischen Begriffe sehr viel geläufiger sind. Die Sprache der Medizin, um den menschlichen Körper, seine Funktionen und seine pathologischen Verirrungen zu erfassen und zu heilen, ist nun mal sehr alt. Und sehr international. Latein und Altgriechisch. Deshalb

müssen Ärzte auch ein bis zwei Semester Terminologie pau-
ken – und es wäre ja fast schade drum, wenn sie es dann nicht
benutzen könnten, oder?

By the way: Manche Ärzte lieben die Diagnose »supranasale
Probleme« im Sinne von »Patient X hat vor allem supranasale
Probleme«. *Supra* = oberhalb. *Nasal* = die Nase betreffend. Und
was sitzt oberhalb der Nase?

Mediziner können sehr gemein sein.

Jedenfalls. Eine ganz wichtige Endung in der Medizin ist »-itis«.
Sie weist immer auf eine Entzündung hin. Bei der Männergrippe
begegnen einem möglicherweise zum Beispiel die:

Bronchitis – eine Entzündung der Bronchien

Epiglottitis – die Kehldeckelentzündung

Konjunktivitis – eine Bindehautentzündung

Laryngitis – die Kehlkopfentzündung

Otitis – eine Ohrenentzündung

Otitis media – Na? Eine *Mittel*ohrentzündung. Wer hätte das gedacht?

Sinusitis – die Nebenhöhlenentzündung

Tonsillitis – eine Mandelentzündung

Nur die Lungenentzündung – die heißt Pneumonie. Warum?

Das ist jetzt wirklich eine gute Frage. Vielleicht will sie einfach auch nur was ganz Besonderes sein.

Übrigens: Wenn der Halbgott in Weiß von Krankheiten spricht,
die auf »-ose« enden, dann handelt es sich um nicht entzündliche, sondern degenerative, also rückbildende Prozesse.

Arthrose ist beispielsweise nichts anderes als ein gemeiner Gelenkverschleiß.

Frau Schmidt und ihren Doktor haben wir uns übrigens nur ausgedacht.

Da Patientengespräche so oder so ähnlich allerdings oft ablaufen, sind die Übersetzungen der Begriffe in der Begriffsklärung zu finden.

Übrigens: Unter **www.washabich.de** erklären und übersetzen Mediziner Befunde ehrenamtlich, unkompliziert und kostenlos!

Quiz

 Fieber, Viren, Bakterien und »-itis«

(Eine Antwort ist richtig. Oder mehrere. Vielleicht auch gar keine.)

1. Ab wie viel Grad spricht man von Fieber?
    a) Ab 36,3 Grad.
    b) Ab 38,0 Grad bei Erwachsenen und 38,5 Grad bei Kindern.
    c) Ab 100 Grad.
    d) Das ist bei Männern und Frauen unterschiedlich – je nach Gefühl.

2. Wo misst man das?
    a) Unter der Achsel.
    b) Rektal, also im Hintern.
    c) Im Mund.
    d) Mal so, mal so, aber nicht nacheinander.

3. Was ist ein Virus?
    a) Der kleine und sehr lästige Bruder der Bakterie.
    b) Ein Krankheitserreger, den man nicht mit einem Antibiotikum bekämpfen kann.
    c) Irgendwas am Computer.
    d) Schuld an der Männergrippe.

4. Was macht man nicht mit einem Antibiotikum?

   a) Es rektal einführen.

   b) Es schon mal prophylaktisch schlucken, wenn die Freundin einen Schnupfen hat.

   c) Es dem Hund geben.

   d) Es zerstampfen, weil die blöden Dinger eh immer zu groß zum Schlucken sind.

   e) Alles ist richtig.

5. Was sind Resistenzen bei Bakterien?

   a) Die Bakterienschwänze. Haben einen zugegeben seltsamen Namen.

   b) Heißt das nicht Residenz? Das ist da, wo die Bakterien wohnen, wenn sie nicht gerade bei uns zu Hause sind. Also Türklinken und so.

   c) Resistance is futile – we are Borg.

   d) Bakterien sind Borg.

   e) Alles ist falsch.

6. Was machen Antibiotika mit Bakterien?

   a) Sie rollen über die Bakterien drüber und zerquetschen sie.

   b) Keine Ahnung.

   c) Sie bohren Löcher in die Bakterienwände.

   d) Sie hindern die Bakterien einfach daran, die Bakterienwände zusammenzubauen.

   e) Alles ist richtig – Antibiotika sind echte Helden!

7. »-itis« ist ...

   a) ein kleines Raubtier im Wald.

   b) ein Hinweis auf eine entzündliche Erkrankung.

   c) falsch geschrieben. Es müsste »it is« heißen. Englisch für »es ist«.

   d) definitiv tödlich.

Auflösung:

1. Die richtige Antwort ist natürlich b). Dass es nicht der Siedepunkt, also c), sein kann, ist logisch; dass mancher Mann aber das Gefühl hat, es sei beinahe so weit, auch. Insofern kann man d) vermutlich diskutieren, aber ... nein. Doch nicht. Die richtige Antwort ist b), definitiv.

2. Selbstverständlich kann man Fieber unter der Achsel oder im Mund messen, allerdings sind die Temperaturen am unverfälschtesten rektal. Will heißen: Die Ergebnisse unter der Achsel oder im Mund sind nicht genau und meist auch niedriger.
   Ganz indiskutabel ist natürlich Antwort d), schon allein aus hygienischen Gründen. Übrigens: Mittlerweile gibt es auch elektronische Fiebermessgeräte, die man im Ohr oder auf der Stirn anwenden kann. Das ist sehr viel angenehmer und auch sehr genau, aber eben auch ein ganzes Stück teurer. Wenn man sich so ein Gerät kauft (was vor allem sinnvoll ist, wenn man nicht alleiniger Benutzer des Fieberthermometers ist), dann sollte man allerdings ab und zu auch danach schauen, ob GELADENE BATTERIEN drin sind. Wir sagen es ja nur. Prophylaktisch.

3. Hier sind zwei (vielmehr sogar drei) Antworten richtig.
   Ja, ein Virus ist »irgendwas am Computer«, schon klar. Und zwar etwas, das heimlich, still und leise das System angreift und von dort aus versucht, das ganze Ding in die

Luft zu jagen. So – oder beinahe so – funktioniert das, wie gesagt, auch beim Menschen. Allerdings hat er mit Bakterien nichts gemeinsam – bis auf die Tatsache, dass eine Virusinfektion den Körper schwächt und ihn deshalb prima auf eine bakterielle Invasion vorbereitet, die man wiederum mit einem Antibiotikum in den Griff kriegen kann. Antibiotikum bei Viren – Fehlanzeige. Also: a) ganz falsch. Und b) ganz richtig.

Und d)? Tja. Kann ..., muss aber nicht so sein. Je nach Begleiterscheinungen.

4. f) alles ist falsch. Nicht zerstampfen, nein, nein. Es sei denn, das ist mit dem Arzt abgesprochen. Pillen haben nämlich oft eine Hülle, die dafür sorgt, dass der Wirkstoff dorthin kommt, wo er aufgenommen werden kann. Außerdem schmecken manche Antibiotika richtig, richtig eklig. Weswegen sie in eine leckere kleine Hülle verpackt werden ...

5. e), obwohl die Borg im Prinzip dasselbe meinen. Resistenzen meint, wenn das Bakterium zum Antibiotikum sagt: »Du kannst mich mal.« Nicht gut für den menschlichen Körper.

6. d) und e). Den Rest kann man seinen Kindern erzählen, wenn die mal ein Antibiotikum nehmen müssen.

7. Wäre natürlich der Iltis gewesen. Ohne das »l« in der Mitte ist er es aber dann doch nicht. Mit Englisch hat

das Ganze auch nichts zu tun, und tödlich ist »-itis« auch nicht. Unbedingt. Man muss sich eben darum kümmern. Und kümmern heißt: im Zweifel ab zum Arzt! Denn ganz klar: Wenn »-itis« drin vorkommt, ist eine Entzündung gemeint. b) ist also die richtige Antwort.

KAPITEL 12

Nebenhöhlenvereiterungen – im Spiegel des Röntgengeräts

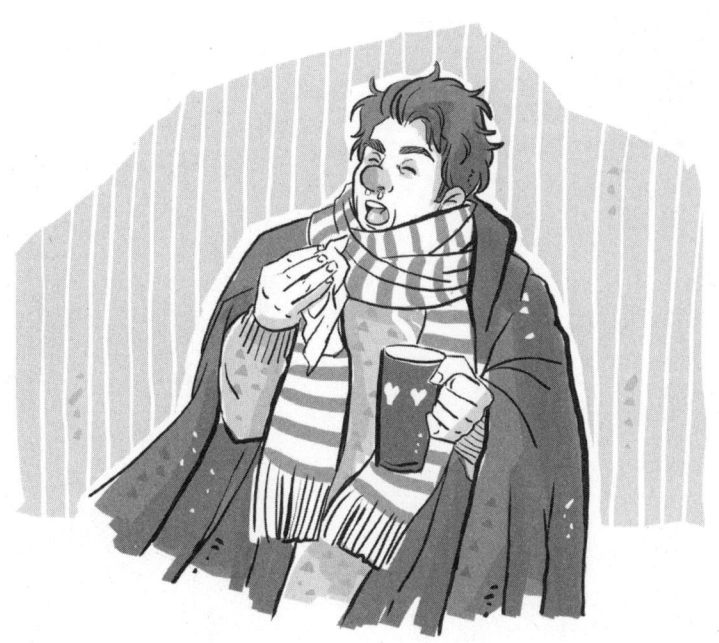

Kleine Fallgeschichte

Axel H. (32), Berlin:

»Ist schon merkwürdig mit dieser angeblichen Männergrippe: Nadine war nicht zu Hause, sondern mit ihren Mädels feiern, aber als sie noch da war, ging es mir hundeelend! Ich schwöre! Mein Kopf am Zerplatzen, meine Beine aus Pudding, meine Nase komplett verstopft – das volle Programm. Ich hätte jeden Moment sterben können. Nadine wäre auch zu Hause geblieben, hat sie gesagt, und eigentlich wäre mir das ja auch lieber gewesen. Andererseits ... ich will ja kein Weichei sein, und ich gönne ihr ja ihren Spaß. Und ... außerdem hat Hertha just an diesem Abend in der Rückrunde gegen Schalke gespielt, und na ja, da kann man sich doch als Fan nicht einfach ins Bett legen, oder? Außerdem hab' ich den geilsten Flatscreen von all meinen Kumpels, und Arne hatte schon Bier besorgt. Das hätte ich nicht absagen können, selbst wenn ich gewollt hätte. Wollte ich aber ja gar nicht. Und elend war mir trotzdem.

Was macht man in so einer Notsituation? Als moderner Mann? Richtig! Man hilft sich selbst! Nadines Blümchentee hat sowieso nix gebracht, aber wenn ich ihr das gesagt hätte, wäre sie bestimmt beleidigt gewesen.

Zuerst war mir noch voll schwindelig, aber nachdem ich die Bettdecken wieder von der Couch ins Schlafzimmer gebracht habe (ging nicht anders – wie sieht denn das aus, wenn die Jungs kommen, und überall sind Blümchen drauf? Da ist Nadine echt eigen, muss ich sagen. Ohne Blümchen geht gar nix. Noch nicht mal im Tee.), das Gebräu in die Spüle gekippt habe und mir den ekligen Geschmack mit einem ordentlichen Schluck Bier weggespült habe, ging es beinahe wieder. Ich hab' dann noch 'ne Aspirin genommen, und als es geklingelt hat, hab' ich kaum noch dran gedacht. Die Jungs auf der Couch, Hertha auf dem Platz – besser kann es einem doch fast nicht gehen. Beim Anpfiff war die Männergrippe weg. Ich habe sie geheilt. Na ja, und die Jungs. Und Hertha. Die alte Dame kann eben alles.«

Diese Krankengeschichte ist nicht ganz typisch. Aber »mein Kopf am Zerplatzen, meine Nase komplett verstopft ...« lässt eine Nebenhöhlenentzündung vermuten. Wenn man auch nach »beim Anpfiff war die Männergrippe weg« davon ausgehen kann, dass Eiter eher nicht im Spiel ist ..., vielleicht war es nur eine vorübergehende Unterbelüftung der Nebenhöhlen, die auch durchaus Schmerzen auslösen kann.

Von den Nebenhöhlen gibt es, wie oben schon erwähnt, insgesamt vier auf jeder Seite, wenn man die sogenannten Siebbeinzellen, die sich im Nasenknochen ausbreiten, als eine zählt. Wir erinnern uns an die sehr zarten Gänge, durch die sie mit den Nasenhaupthöhlen (also das, was an den Nasenlöchern anfängt) verbunden sind, und sehen sofort die Sollbruchstelle. Besonders wenn wir uns daran erinnern, dass entzündete Schleimhaut grundsätzlich anschwillt.

Nämlich: Die Gänge schwellen zu. Höhlen im Kopf brauchen Frischluftzufuhr, einmal, damit sich nicht besonders fiese Keime einnisten (die sogenannten anaeroben, die keinen Sauerstoff brauchen), und einmal zum Druckausgleich. In Höhlen im

Kopf ohne jegliche Frischluftzufuhr bildet sich innerhalb kurzer Zeit ein Unterdruck. Und. Das. Tut. Weh.

Sehr weh. Den Kopf hat die Natur ja freundlicherweise mit besonders viel Tast- und Schmerzrezeptoren ausgestattet, die Zunge zum Beispiel wimmelt nur so davon, weswegen man jede kleine Unregelmäßigkeit im Essen ertasten kann.

Aber auch andere Stellen sind reichlich damit ausgestattet, daher die Angst vor schmerzhaften Zahnbehandlungen, und wer sich einmal das Nasenbein gebrochen hat, kann auch ein Lied von den Schmerzrezeptoren im Kopf singen.

Aber zurück zu den Nebenhöhlen und ihren Entzündungen.

Ärztlicherseits nennt man sie Sinusitis. Im volltrunkenen Zustand nicht gerade leicht auszusprechen.

Am häufigsten erwischt es die Kieferhöhlen.

Hier folgt jetzt eine kleine Abhandlung über den Eiter. Spoilerwarnung! Wem leicht schlecht wird, der sollte den Rest des Kapitels einfach überlesen. Dann kann man natürlich auch die Quizfragen nicht beantworten ....

Also: Eiter ist eine mehr oder weniger flüssige, mehr oder weniger gelbgrüne Angelegenheit, die, bis auf ganz wenige exotische Ausnahmen, auf eine Entzündung durch Bakterien zurückzuführen ist. Und nun die gute Nachricht: Eiter bedeutet, dass Ihre Immunabwehr funktioniert. Hurra, hurra!

Leider war das die einzige gute Nachricht ...

Eiter ist für den Körper ungesund, und zwar weil er sozusagen ein Schlachtfeld Immunsystem versus Bakterien darstellt. Die Bakterien sind zuerst da (wobei nicht alle Bakterien Eiter hervorrufen, aber das nur am Rand), und dann kommt eine bestimmte Sorte von den eher einfach strukturierten Immunzellen angaloppiert.

Allerdings besitzen sie C-Waffen. Die C-Waffen sind in diesem Fall Wasserstoffperoxid und auch noch eine besonders angespitzte Variante, die gleich kommt ... (Wasserstoffperoxid ist das Zeug, mit dem man sich die Haare bleicht – nicht umsonst sollte man dafür Handschuhe tragen.) Nicht nur dass die Immunzellen das Zeug ausstoßen, nein, sie kleben auch noch so eine Art Plastiksprengstoff an die Bakterienwände, der hochgeht, wenn er mit dem Wasserstoffperoxid in Verbindung kommt (nämlich ein Enzym namens Myeloperoxidase für die, die es ganz besonders interessiert). Laut stöhnend stirbt ein Teil der Bakterien. Ein Teil der Immunzellen tut es ihnen nach, ein anderer Teil frisst die zerstörten Bakterien auf. Und stirbt dann womöglich an Überfressung.

Der Körper schickt weiteren Nachschub, diese Sorte Immunzellen steht sowieso ständig auf der Produktionsliste – alle kleinen Gefäße um den Eiterherd erweitern sich, die Gefäßwände bilden gewissermaßen kleine Löcher, um die Immunzellen durchzulassen, wobei mit den Immunzellen auch Flüssigkeit in das Gewebe tritt. Zwischenzeitlich sind auch die Bakterien nicht faul und teilen sich ... Und so weiter und so fort.

Der Körper versucht, dieses Schlachtfeld etwas zu begrenzen, und baut gewissermaßen einen Zaun darum, beziehungsweise eine Membran. Das reicht natürlich bei C-Waffen nicht wirklich aus.

Und da diese Eiterblase ja immer größer wird, stellt sich die Frage: Wohin damit?

Der Mediziner spitzt die Lippen und sagt: *Ubi pus, ibi evacua.* Was auf Deutsch so viel heißt wie: Der Eiter muss raus.

Damit hat der Mediziner auch vollkommen recht, weil: Entweder der Arzt holt den Eiter raus, oder der Eiter holt sich selbst raus. Und das kann gefährlich werden.

Eiter ist da nämlich ähnlich gestrickt wie Wasser.

Wenn wir uns mal eine Badewanne vorstellen, bei der jemand leider, leider vergessen hat, den Hahn abzudrehen. Was wird passieren?

Antwort: Das überlaufende Wasser sucht sich den Weg des geringsten Widerstands. Das ist in einem Wohnhaus: nach unten. Also zum Nachbarn eine Etage tiefer. Und dann noch eine Etage tiefer. Und spätestens, wenn das Wasser im Erdgeschoss angekommen ist, hat hoffentlich jemand die Tür aufgesprengt und den Hahn abgedreht.

So macht das der Eiter auch. Er sucht sich den Weg des geringsten Widerstands. Das ist im Muskel oder anderem Weichgewebe oft der Schwerkraft folgend, also nach unten.

Aber wenn unten Knochen ist – wie es zum Beispiel bei den Nebenhöhlen der Fall ist –, sucht er sich einfach den dünnsten Knochen aus. Der faule Hund.

Bei der Kieferhöhle landet er dann entweder über die Zähne im Mund oder doch in der Nase. Beides nicht lebensbedrohlich, wenn auch sehr, sehr schmerzhaft.

Bei der Stirnhöhle hingegen ist das ein anderes Ding ...

Dazu muss man wissen, dass die Stirnhöhle nach hinten nur durch eine dünne Knochenwand vom Gehirn und seinen Häuten getrennt ist. Und jeder HNO-Arzt, der schon einmal eine Stirnhöhle operiert hat, weiß, dass diese Knochenwand von sehr unterschiedlicher Dicke sein kann ...

Das ist einer der Gründe, warum man bei Stirnhöhlenoperationen immer unterzeichnen muss, dass es sein KANN, dass es danach zu Austritt von Gehirnwasser kommt. Das kann es nämlich. (Aber keine Angst, auch das ist operabel.)

Nun, der Eiter kann also auch hier auf die Idee kommen, sich nach hinten durchzuschlagen. Da wo das Gehirn sitzt, das ihn ganz und gar nicht gebrauchen kann.

Das nennt man dann Hirnhautentzündung.

Und die will wirklich niemand haben.

Deshalb schaut der HNO-Arzt sich eine Vereiterung der Stirnhöhlen nicht allzu lang an, sondern gibt ein Antibiotikum und Nasentropfen, in der Hoffnung, dass der Eiter abfließt (*ubi pus, ibi evacua*). Falls das nicht schnell funktioniert, tut er etwas, das er als »hohe Einlagen« bezeichnet und nichts anderes bedeutet, als dass er mit Nasentropfen getränkte Wattebäusche genau dahin legt, wo der dünne Gang aus der Stirnhöhle in der Nase ankommt.

Und wenn das auch nicht funktioniert, kann man (und muss man gegebenenfalls auch) die Stirnhöhle anbohren. Aber das ist selten!

Und ja, mit einem echten Bohrer, Männer. Aber das sollte man, selbst als Heimwerker, nicht selbst versuchen. Denn wir befinden uns ja in der Höhe des Gehirns ...

Übrigens kann, wenn auch selten, sogar die Keilbeinhöhle, die wirklich ziemlich tief im Kopf sitzt, betroffen sein, was einen fiesen, dumpfen Schmerz auslöst. Auf Röntgenbildern ist das dann zu sehen. Da sind dann ebenfalls Antibiotika unabdingbar.

Wenn also die Ausgänge verschlossen sind und der Eiter nicht abfließen kann, hat man heftige Schmerzen. Bei Kieferhöhlen kann sich das wie Zahnschmerzen anfühlen. Man kann einen kleinen Selbsttest machen, ob Zähne oder Nebenhöhlen betroffen sind: einfach nach vorne beugen. Wenn es jetzt so richtig im Gesicht wehtut, ist es vermutlich die Kieferhöhle.

Aber man kann auch vereiterte Nebenhöhlen ohne ausgeprägte Schmerzen haben, nur mit allgemeiner Schlappheit und einem anhaltenden Krankheitsgefühl, gern auch mit nicht nachlassendem Husten. Das ist der Fall, wenn die Ausgänge der Nebenhöhlen nicht völlig zuschwellen und Sekret und Eiter aus den Nebenhöhlen abfließt.

Das tut es dann nämlich häufig nicht vorne aus der Nase hinaus, sondern einfach hinten in den Rachen hinunter. Wer sich mit einer Taschenlampe vor den Spiegel stellt, den Mund weit öffnet, »A« sagt und sich dabei in den Rachen leuchtet, hat die Chance zu überprüfen, ob er akut betroffen ist.

Das ganz hinten ist die Rachenhinterwand. Und wenn da etwas hinunterfließt, dann kommt es womöglich aus den Nebenhöhlen und ist gerade auf dem Weg in den Magen mit kleinen Abstechern in die Bronchien.

Dort kann das eitrige Sekret dann hartnäckige Bronchitiden auslösen. Und niemand weiß, warum. Nur der HNO-Arzt und jetzt unsere Leserinnen und Leser. Und auch hier können – wenn die Naturheilkunde nicht mehr ausreicht – Antibiotika sehr hilfreich sein.

Behandlungsmethoden

 Naturheilkunde:

Auch hier helfen **Kartoffelauflagen** sehr gut. Ein sehr großer Vorteil ist natürlich auch, dass man Kartoffeln meist in seiner Vorratskammer hat. Wenn einen also am Wochenende die gemeine Nebenhöhlenentzündung überfällt, hat man auf jeden Fall etwas, womit man ihr begegnen kann. Also, nimm das, eitrige Nebenhöhle!

Für eine Auflage im Gesicht circa dreihundert Gramm Kartoffeln mit Schale kochen, zerdrücken und noch sehr warm in einem Mulltuch auf die Wangenknochen auflegen. So lange dort lassen, bis die Wärme nachlässt.

Übrigens: NEIN! Fertige Kartoffelknödel aus der Packung helfen NICHT! Wir kennen jemand, dessen Name allerdings nicht genannt werden darf, der genau das ausprobiert hat. Knödel kochen, halbieren und auf die Wange drücken. Super Idee. Indes: Als man ihn fand, hatte er rote, kreisrunde Flecken auf der Wange – wie eine Kasperlefigur im Theater. Leider gingen sie aber nicht mehr weg, denn was so lustig aussah, waren Verbrennungen, die auch jetzt, wenn es draußen mal so richtig bitterkalt wird, in voller Pracht erstrahlen. BITTE, MÄNNER, TUT DAS NICHT!

 Aus der Apotheke / dem Reformhaus:

Nasendusche (siehe Behandlungsmethoden Nase, Kapitel 4)

Ein **Rotlicht** ist auch eine gute Sache: Bei Bedarf die Lampe auf die betroffene Stelle richten. Ganz einfach. Ein Rotlicht sollte es sowieso in jedem Haushalt geben. Es wirkt immer dort, wo gezielt Wärme gebraucht wird, ähnlich wie Kartoffelwickel. Allerdings natürlich nicht ganz so unmittelbar. Aber dafür auch ohne Kartoffelpampe überall.

Bei beiden – sowohl Rotlicht als auch Kartoffelwickel – besteht, wie schon das eine oder andere Mal erwähnt, VER-BRENNUNGSGEFAHR! Also nicht zu nah rangehen, bitte.

Hach, man kann es nicht oft genug sagen.

Das Rotlicht, wenn und solange es Ihnen gut tut – wenn die Schmerzen stärker werden, lieber sein lassen.

 Homöopathie:

Luffa, der Schwammkürbis. Wenn man sich dieses Gewächs anschaut, erkennt man es gleich wieder: Eingänge, Ausgänge, Verzweigungen. Wer sollte besser geeignet sein, das naseninterne Tunnelsystem zu bereinigen, als dieses Ding, das beinahe genauso aussieht? Eben. Darreichungsform: dreimal fünf Globuli in D6.

 Schulmedizin:

Nasentropfen und Antibiotika. Aber die richtigen. Die, die der Arzt speziell für DIESE Nebenhöhlenentzündung verschreibt. Und nicht die, die der Arzt vor drei Jahren zur Behandlung einer Hauterkrankung verschrieben hat. Versprochen?

KAPITEL 13

Aua Mittelohr! Wenn sich Wasser in Eiter verwandelt

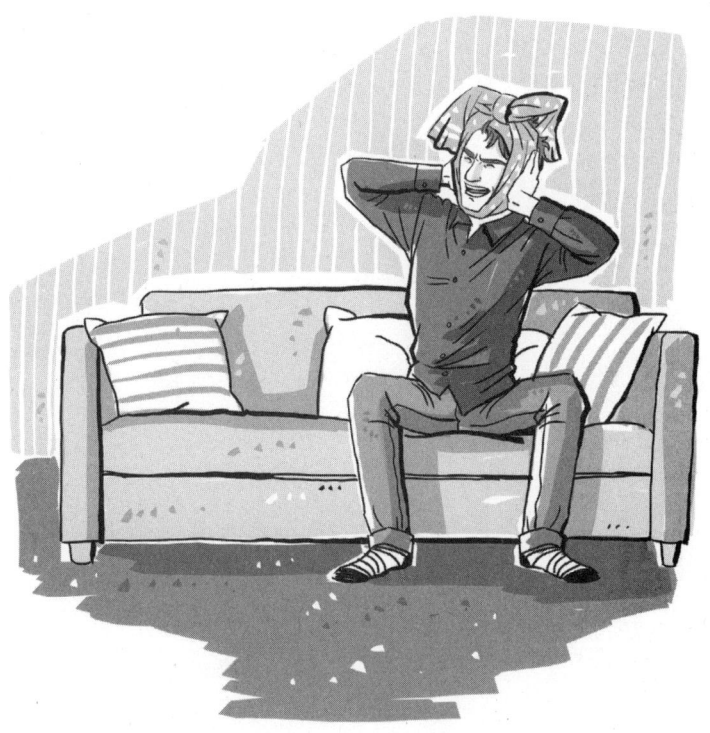

Kleine Fallgeschichte

Susanna M. (33), Ärztin, Kiel:

»Ich bin Ärztin. In meiner Praxis habe ich schon vieles gesehen. Zu Hause habe ich einen Mann und drei Söhne, die immer wieder erstaunliche Verletzungen davontragen. Ich kann vieles behandeln – aber ich habe auch meine Grenzen. Einmal hat mein Mann zum Beispiel Benzin getrunken. Aus Versehen natürlich. Nein, halt, es handelte sich um Diesel, und es war zugegebenermaßen auch nur ein einziger, allerdings kräftiger Schluck, aus Gründen, die hier zu erläutern zu weit führen würde, aber es hatte etwas mit einem leeren Heizöltank zu tun. Mitten in einem sehr kalten Winter. Am Sonntag.

Als ich bei der Giftnotzentrale anrief, weil ich nicht sicher war, ob mein Mann jetzt möglicherweise innerlich Feuer fangen würde, beschied man mich, das sei ganz normal. Zitat: ›Jeder Mann muss in seinem Leben einen Schluck Diesel getrunken haben.‹ Mein Mann meinte hinterher, das könnte man auch bleiben lassen, es gäbe Besseres.

Als er einmal einen Metallsplitter im Arm hatte, bewies er dem zweifelnden Chirurgen seine Hypothese mit einem Metalldetektor, den er stets mit sich führt. Woraufhin der zweifelnde Arzt den Metallsplitter trotz der Tatsache, dass das Ding auf dem Knochen saß, ohne Narkose entfernte. Mein Mann zuckte noch nicht einmal mit der Wimper.

Dann aber kam der Tag, an dem er zunächst eine Erkältung entwickelte, also zumindest nach meiner Diagnose, und dann Ohrenschmerzen.

Er brach zusammen. Erkundigte sich, ob ich ihm vielleicht Morphium verschreiben könnte und, falls ja, wie häufig er es nehmen dürfe. Alle zehn Minuten fand er verhandlungswert.

Als ich ihm erläuterte, dass man Morphium nur mit einem speziellen Rezept verschreiben dürfe und dass Apotheken bei den von ihm geforderten Mengen sofort misstrauisch würden, bat er mich um eine Vollnarkose. Über einen Zeitraum von mindestens einer Woche. Ganz ehrlich? Ich dachte darüber nach. Habe dann aber hart verhandelt und mir eine Einsicht in seine Ohren erkauft. Und was soll ich sagen? Es war eine eitrige Mittelohrentzündung.«

Jaja, *ubi pus, ibi evacua.* Im Mittelohr hat der Eiter allerdings ein leichteres Spiel als in den Nebenhöhlen, denn er ist nicht nur von Knochen umgeben – es gibt ja das Trommelfell ...

Plötzlich lässt der Schmerz nach, das Hörvermögen allerdings auch, und das Ohr fängt an, Flüssigkeit von sich zu geben. Erst eine gelbliche und dann, bei zunehmender Abheilung, eine immer durchsichtigere, dünnflüssigere.

In welchem Fall man übrigens auf keinen Fall auf die Idee kommen sollte, den Eiter jetzt mal so richtig aus dem Ohr zu spülen. Denn das Trommelfell hat jetzt ein Loch. Der Zugang zum Mittelohr ist offen. Und nicht nur das Mittelohr, nein, auch das Innenohr, und damit ein ganz sensibles Organ, kann es übel nehmen, wenn im Mittelohr plötzlich körperfremde Flüssigkeiten ankommen. Mal abgesehen davon, dass man so die Keime, die das Mittelohr sich gerade bemüht, mittels Eiter loszuwerden, fröhlich wieder ins Mittelohr zurückspült.

Auch Wattestäbchen sind ... aber das hatten wir schon.

Wenn das Ohr beginnt zu laufen, hat sich die Mittelohrentzündung eigentlich selbst geheilt. Manche Ärzte geben dann trotzdem noch Antibiotika.

Der Eiter im Mittelohr kann natürlich auch auf dumme Ideen kommen. Zum Beispiel geht es hinten unten – vom Mittelohr und dem Eiter aus gesehen – in einen schönen, schwammartigen Knochen, bekannt unter dem Namen Mastoid, das ist dieser Knochenknubbel hinter dem Ohr. Ein interessanter Aufenthaltsort ... Und auch danach geht es noch weiter abwärts, wenn man so als Eiter wanderwütig ist. Und dann wird es noch viel unangenehmer – wir bewegen uns jetzt in den Bereich des Horrorfilms, und deswegen brechen wir hier ab. Zum Glück ist eine Knochenentzündung, eine sogenannte Mastoiditis, bei Erwachsenen eher selten. In manchen Ländern, bei denen Mittelohrentzündungen eher spät bis gar nicht behandelt werden, tauchen Patienten allerdings mit Knochenentzündungen tatsächlich als Notfall im Krankenhaus auf.

Richtig fiese Ohrenschmerzen deshalb bitte vom Arzt begutachten lassen. Wenn noch kein Eiter beteiligt ist, kann man – außer bei kleinen Kindern – durchaus naturheilkundlich rangehen. Plus vielleicht die beliebten Nasentropfen, denn wenn es gelingt, die dünnen Gänge (Tuben, Ohrtrompeten), die vom Nasen-Rachen-Raum in die Mittelohren führen, abzuschwellen, dann ist viel gewonnen.

Luft dringt ein, und Flüssigkeit tritt aus. Schon ist der Schmerz nahezu weg. Wenn Eiter beteiligt ist und die Ohrenschmerzen andauern, ist man ganz dankbar für ein Antibiotikum. Bei ganz kleinen Kindern gibt man Antibiotika deutlich früher, weil die

Wahrscheinlichkeit, dass der Eiter sich Richtung Knochen aufmacht, größer ist.

Außerdem gibt es noch einen weiteren Grund, das Ohr einem Arzt zu zeigen, und zwar folgenden: Es gibt auch sehr schmerzhafte Gehörgangsentzündungen. Gehörgang ist das äußere Ohr. Das VOR dem Trommelfell. Das, was man leider mit Wattestäbchen erreichen kann.

Und Gehörgangsentzündungen können genauso schmerzhaft sein, können genauso »laufen«, werden allerdings völlig anders behandelt als Mittelohrentzündungen. Nasentropfen helfen hier zum Beispiel ... NICHT.

Auch wenn es zugegebenermaßen viel wahrscheinlicher ist, dass man nach einer Erkältung eine Mittelohrentzündung entwickelt. Aber – sagt die Medizin – es gibt nichts, was es nicht gibt.

Behandlungsmethoden

 Naturheilkunde:

Wie bei der nichteitrigen Ohrenentzündung auch. Siehe Kapitel 5.

 Schulmedizin:

Bei einer beginnenden Mittelohrentzündung soll gerüchteweise **Wärme** helfen. Sanfte Wärme. Also Kirschkernkissen auf das Ohr. Das erhöht die Durchblutung und KANN die

Ohrenentzündung noch stoppen. Meist sagt einem der Körper klar Bescheid, was er davon hält. Ist die Mittelohrentzündung nämlich schon in Gang, nehmen die Schmerzen unter dem Kirschkernkissen eindeutig zu. In diesem Fall: Antibiotika und Nasentropfen.

KAPITEL 14

Angina ist kein Frauenname – warum mit Mandelentzündungen nicht zu spaßen ist

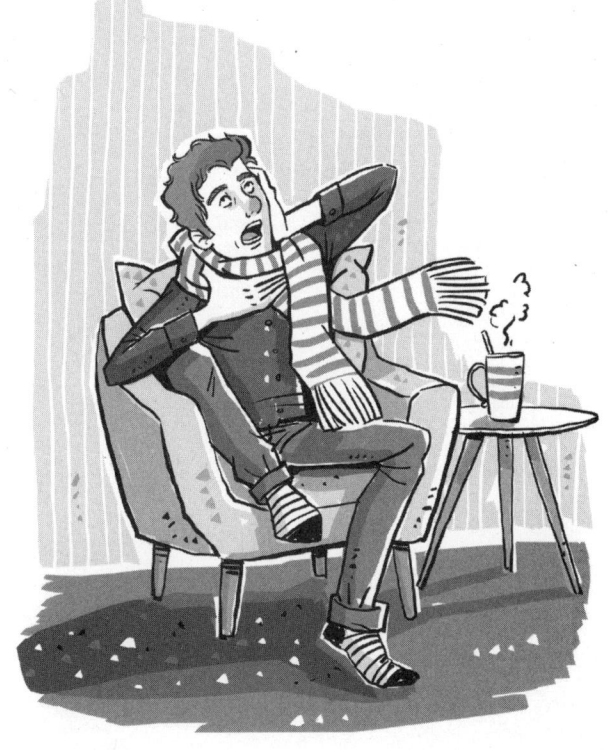

Kilian (12) und Sonja (36) F., Bochum:
Als Kilian an einem Sonntagnachmittag mit seiner Mutter in die Erste Hilfe kam, sah der diensthabende HNO-Arzt sofort, dass etwas wirklich, wirklich nicht stimmte. Kilian wirkte blass und richtig krank. Und mochte kaum noch sprechen.

Das tat seine Mutter dafür umso heftiger:

»Wir sind heute Morgen schon in der Ersten Hilfe gewesen. Und was haben die da gemacht? Uns wieder weggeschickt. Ja, bisschen Halsschmerzen. Kann jedem mal passieren. Aber wir kennen das doch schon! Der Kilian ist so ein gesunder Junge. Bis auf die Mandelentzündungen. Hat die letzten Tage etwas Schnupfen gehabt und Halsweh – na ja, das ist ja noch normal. Unsere ganze Familie ist verschnupft. Aber als er heute Morgen angefangen hat mit Kopfweh und so ...«

»Kopfweh?«, der Diensthabende sah auf. Hatte er es hier womöglich mit einer beginnenden Meningitis zu tun?

»Ja, Kopfweh. Hat unser Kilian immer, wenn er Fieber kriegt. Habe ihm das Thermometer gegeben und ja, ja, wenn Sie mich schon so anschauen, selbstverständlich in den ...«

Hier zischte Kilian schmerzvoll, und seine Mutter sah besorgt zu ihm hinüber.

»Und dann?«, der Diensthabende schob Kilian auf seinen Behandlungsstuhl. Er nahm Kilians Kopf in beide Hände und beugte ihn nach vorne. Das ging anstandslos. Puh, wahrscheinlich keine Meningitis ...

»Na, klar hatte er Fieber. 38,5. Und das schon am Morgen. Dann sind wir hin. Kennen wir doch. Angina. Hat er doch früher so häufig gehabt!«

»Und?«

»Na, das, was Sie gerade gemacht haben mit dem Kilian, das hat die Ärztin heute Morgen auch gemacht. Und alles abgeklopft und rumgetastet und mit ihrem ... na, diesem Abhörer rumgemacht und in die Ohren geschaut und was weiß ich noch alles. Neenee, sei nix. Und, sagt sie, wenn die Beschwerden schlimmer werden, dann sollen wir noch mal kommen. Ja, da sind wir nun.«

»Na, dann wollen wir mal in Kilians Hals schauen, nicht, Kilian?«

»Na, das wird aber schwer werden«, mischte sich die Mutter ein.

»Warum?«

»Na, der Bengel kriegt den Mund ja nicht auf.«

»Er muss ja nicht mit mir reden, das haben Sie ja schon erledigt.«

»Neeneenee, das meine ich ganz wörtlich. Der hat heute Mittag schon kaum noch was gegessen. Der kriegt den Mund nicht mehr auf. Kiefersperre.«

Der Diensthabende nickte langsam. Dann wandte er sich dem Jungen zu, der bisher kein einziges Wort gesagt hatte.

»Kannst du mal ›A‹ sagen?«

»Eeeee«, presste Kilian mühsam heraus.

Währenddessen leuchtete der Arzt so weit er konnte in den Mund des Jungen hinein. »Habe ich es mir doch gedacht«, murmelte er.

»Was ist denn? Was hat der Junge denn?«, die Mutter trat von einem Fuß auf den anderen. »Habe ich mir doch gedacht, dass es etwas Ernstes ist. Aber nicht so ernst, oder, Herr Doktor?«

Der Arzt schüttelte den Kopf.

»Nicht so ernst, aber wir müssen ihn aufnehmen. Und heute noch operieren. Kilian hat einen Paratonsillarabszess.«

»Einen ... was? Para... Paro...?«

»Eiter im Gewebe NEBEN der Mandel. Deshalb hat er auch die Kieferklemme – das ist eine Reaktion des Körpers, ähnlich wie die Abwehrspannung am Bauch, wenn dahinter ein vereiterter Blinddarm sitzt. Das ist nicht ganz ungefährlich, weil der Eiter sich, wenn man ihn nicht rausholt, einen Weg nach unten sucht ...«

»Aber ... aber ... Wie kann das denn sein? Waren die heute Morgen dumm im Kopp? Das müssen die doch gesehen haben!«

Der HNO-Arzt schüttelte den Kopf. »So ein Abszess kann sich wirklich schnell entwickeln. Der Kilian hat ja schon häufig Mandelentzündungen gehabt, nicht wahr? Manchmal, bei so vernarbtem Gewebe ...«

Er klopfte Kilian auf die Schulter. »Na, komm, heute Abend bist du deine Mandeln los, und dir geht es besser. Deal?«

Kilian nickte nur stumm.

Man könnte jetzt natürlich mal überlegen, ob der Liebste vielleicht deswegen so wortkarg ist, weil auch ihn eine Kieferklemme quält. Eiter neben den Mandeln ist allerdings sozusagen die Extremform der eitrigen Mandelentzündung und deshalb auch nicht so häufig. Er kann übrigens auch hinter oder unter den Mandeln sitzen, das nennt man dann anders, die Therapie ist aber die gleiche.

Deutlich häufiger ist die ganz gemeine Mandelentzündung.

Sie kann prinzipiell alle Mandeln im Mund betreffen, also natürlich die Gaumenmandeln, die wir alle kennen. Dann nennen die Mediziner sie Tonsillitis. Aber – besonders im Fall einer vorausgegangenen Erkältung und auch gern, wenn die Gaumenmandeln schon entfernt wurden, kann die Entzündung auch die Mandeln betreffen, die sich an der Rachenwand ganz hinten hinunterziehen, die sogenannten Seitenstränge. Das nennt man dann Seitenstrangangina. (Angina heißt übrigens nur »Enge«, weshalb auch eine Herzkrankheit so genannt wird – Angina Pectoris, bei der es einem in der Brust eng wird. Im Hals fühlt es sich eben auch an, als sei dort alles enger geworden.)

Die Seitenstränge entzünden sich deshalb, weil die ganze Bakteriensuppe aus den Nebenhöhlen genau dort hinunterläuft.

Die Gaumenmandeln, aber auch die Seitenstränge, sind dann dick, rot und haben, im Fall der Gaumenmandeln, weiße Stippchen auf der Oberfläche. Das sind winzige Eiterbläschen.

Es gibt übrigens auch eine andere Form von weißen Stippchen, die wesentlich harmloser ist, und die nennt man »Tonsillenpfröpfe«. Tonsillen sind die Gaumenmandeln. TonsillITIS heißt ihre Entzündung.

Diese Pfröpfe sind kleine, harte, eklig schmeckende Biester, die durchaus Halskratzen verursachen können. Sie sind eigentlich … ähm … Mandelpopel. Die uns bekannten Nasenpopel bestehen ja aus der allgemeinen Nasensuppe, abgeschilferten Zellen aus Nase und Nebenhöhlen (wir erinnern uns an die Flimmerhärchen) und dem einen oder anderen Bakterium, was gleich mit abgeschilfert wurde. Nur damit man weiß, was man sich an der Ampel scheinbar unbeobachtet so in den Mund schiebt.

Der Mandelpopel ist ganz ähnlich aufgebaut, nur etwas komprimierter. Und etwas schwieriger zu popeln. Man kann ihn aber tatsächlich mithilfe eines Löffelstiels oder eines HNO-Arztes ganz gut ausdrücken. Ähnlich wie einen Pickel. Aber bitte nur, wenn man sicher ist, um was es sich handelt. Dabei kann der HNO-Arzt hilfreich sein.

Eiter sollte man aus Mandeln nicht herauspopeln. Man KANN bei einer eitrigen Mandelentzündung zwar eine Weile abwarten, ob der Körper es selbst schafft, die Bakterien zu bekämpfen, aber das WILL man meistens nicht. Denn sie tut weh. Und man fühlt sich insgesamt krank und schlecht. Und wenn bestimmte Bakterien betroffen sind, nämlich Streptokokken, ist es auch gar nicht so eine gute Idee, weil die Streptokokken die Immunzellen dazu bringen können durchzudrehen. Immunzellen haben keine Lesebrillen und sind leider auch keine Will Smiths – und das kann dazu führen, dass sie Antikörper ausstoßen, die zwar erfolgreich die Streptokokken erledigen, aber unglücklicherweise auch ein paar durchaus wichtige Körperzellen.

Weil die so ähnlich aussehen wie die Streptokokken, so sorry …

In diesen Fällen ist es besser, man eliminiert die Bakterien, BEVOR das Immunsystem so richtig loslegt.

Übrigens – weil das gern verwechselt wird – wenn die Mandeln entzündet sind, kann man Schmerzen nicht nur im Hals haben, sondern auch in den Ohren. Das liegt an Nervenquerverbindungen, die dem Gehirn etwas Falsches vorspiegeln. Und somit auch dem Patienten.

KAPITEL 15

Laryngitis, Pharyngitis, Tracheitis und andere »-itisse«

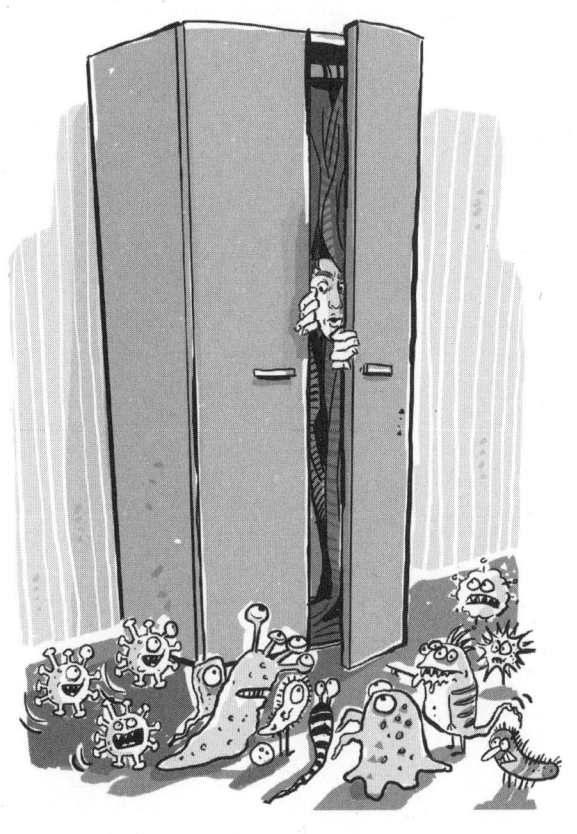

Überall, wo sich Viren niederlassen, können auch Bakterien wüten. Nach einer durchgemachten Männergrippe sind die Top-Aufenthaltsorte von Bakterien die Nebenhöhlen und die Ohren. Den Rachen (Pharynx), den Kehlkopf (Larynx) und die Luftröhre (Trachea – eigentlich auch ein schöner Mädchenname, wenn man es recht bedenkt; unsere Tochter Trachea ...) überlassen die Bakterien tendenziell eher den Viren. Mit allen schon oben erwähnten Konsequenzen wie Husten und zusätzlich Heiserkeit und Schluckbeschwerden im Fall des Kehlkopfs. Wenn Bakterien sich dort niederlassen, sind die Symptome die gleichen, bloß heftiger und mit höherer Körpertemperatur vergesellschaftet.

Das macht die Diagnose für den Arzt mitunter schwierig – ist es noch viral oder schon bakteriell?

Ein Anhaltspunkt ist dabei, neben der Schwere der Symptome, die Dauer der Schmerzen und/oder Heiserkeit. Wenn der Rachen nach einer Woche immer noch so wehtut, haben sich wahrscheinlich Bakterien eingenistet.

Kleine Fallgeschichte

Sandra K. (24), Reit im Winkl:
Niemand kündigte sie an. Sie saß lange still im Wartebereich, weil ich so viel zu tun hatte.

Als sie schließlich das Behandlungszimmer betrat, sah man sofort, dass sie Schmerzen hatte. Aber da sie sonst erstaunlich gut und frisch aussah, war mein erster Gedanke: Dies ist ein Fall von weiblicher Männergrippe!

Sie setzte sich vor mich auf den Behandlungsstuhl und mochte nicht sprechen. Schließlich verzog sie nur das Gesicht und murmelte: »Schmerzen.« Oder so etwas in der Art. Da sie weiter nichts sagte, sondern nur auf ihren Hals zeigte, vermutete ich, dass die Unbill dort zu finden sein würde. Eine schwere Mandelentzündung? Scharlach? Vielleicht ein Mandelabszess. Oder eine eitrige Kehlkopfentzündung?

Allerdings sah sie dafür immer noch zu gut aus. Sie hatte nicht einmal Fieber, nur ebendieses schmerzverzerrte Gesicht …

Ein Blick in ihren Mund ergab gewissermaßen gar nichts. Also nichts Pathologisches. Zarte Mändelchen, ein unauffälliger Rachenring, nix Geschwollenes oder Verquollenes, nirgendwo suppte einem der Eiter entgegen. Sie schien allerdings etwas Mühe beim Luftholen zu haben.

Ich holte mein Spiegelset. Bevor ein anständiger Arzt an medizinische Technik wie Röntgengeräte oder Magnetresonanztomografien denkt, pflegt er erst einmal ein anständiges Gespräch, unter Ärzten Anamnese genannt. Die entfiel in diesem Fall aus offensichtlichen Gründen.

Zum anderen gehört eine gründliche körperliche Untersuchung dazu, was im HNO-Fall bedeutet, dass man mittels eines einfachen und uralten Systems aus kleinen Spiegeln und einem größeren Stirnspiegel jede dem HNO-Gebiet zugehörige Kopfecke ausleuchtet. Ich suchte also eine Etage tiefer, vielleicht würde ich ja im Kehlkopf etwas entdecken. Etwa rote, verquollene Stimmbänder.

Aber so weit kam ich gar nicht. Mir leuchtete von unten schon eine andere Struktur entgegen: ein extrem dick angeschwollener Kehldeckel. Es war ein halbes Wunder, dass die Patientin überhaupt noch Luft bekam, weil so ein angeschwollener Deckel ja schwerer ist als gewöhnlich und sich deshalb schon aus reinen Schwerkraftgründen auf den Kehlkopf legt. Von oben natürlich, um anschließend keine Luft mehr hindurchzulassen. Ich jedenfalls musste erst einmal schnappen. Die junge Frau hatte einen Abszess, also eine Eiteransammlung, im Kehldeckel.

Sandra K. wurde sofort aufgenommen und noch am selben Tag operiert.

Eine Kehldeckelentzündung oder Epiglottitis oder gar eine Eiteransammlung dort, also ein Abszess, ist zum Glück selten. Das liegt daran, dass besonders ein Bakterium diese Entzündung hervorruft, und das heißt Hämophilus influenzae.

Wer Kinder hat, dem ist es vielleicht bekannt. Die sogenannte »Hib«-Impfung verhindert seit ihrer Einführung die wirklich gefährliche Kehldeckelentzündung, sodass man sie heute als Arzt nur noch gelegentlich einmal sieht.

Behandlungsmethoden

Siehe Halsschmerzen (Kapitel 6).

 Schulmedizin:

Bei bakteriellen Halsentzündungen helfen **Antibiotika** tatsächlich, gegebenenfalls noch desinfizierende Gurgellösungen, aber da ist die Wissenschaft sich nicht einig.

KAPITEL 16

Jetzt wird's wirklich ernst – Bronchitis und Lungenentzündung

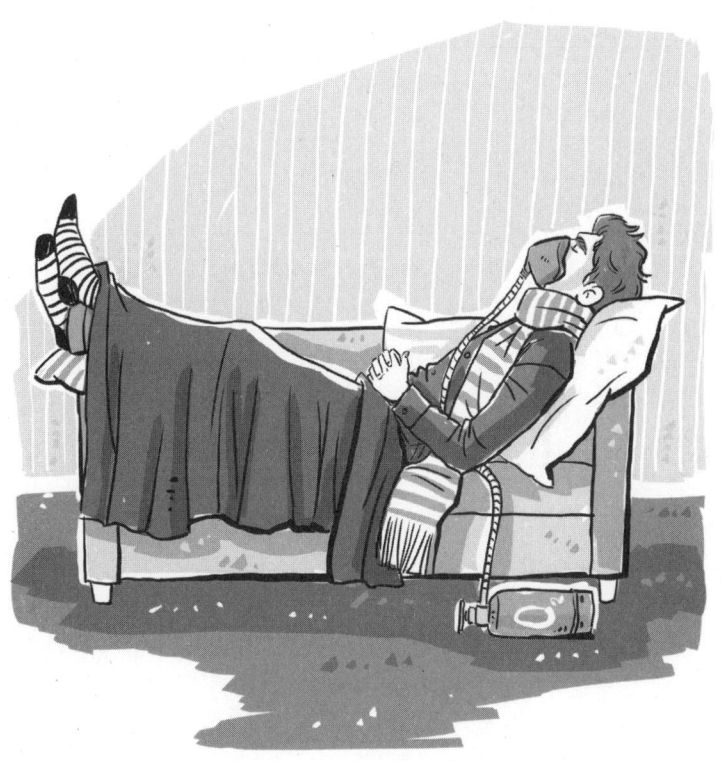

Kleine Fallgeschichte

Martha und Hannes L. (beide Mitte fünfzig), Luther-stadt-Wittenberg:

Sie: »Gib es einfach auf. Ich weiß doch genau, was los ist. Männergrippe. Immer das Gleiche. Gejammer, Gejammer, Gejammer – eine Frau würde sich einmal in ihr Taschentuch schnäuzen und dann aufstehen und weiterarbeiten. Ihr Männer aber ... Sieh dich doch an: Seit Tagen liegst du hier auf dem Sofa. Seit TAGEN!«

Er: »Aber ... (keucht) ... Ich habe Fieber ...«

Sie: »Fieber, ach was, Fieber! Das ist bestenfalls erhöhte Temperatur!«

Er: »Das ... Thermometer ...«

Sie: »... 40,7 ... Ha. HA! DEN Trick kenne ich! Den hat auch mein Bruder immer angewandt. Was ist es? Heizung? Eine Zeit lang in ein Waschbecken mit heißem Wasser gelegt? Ach, schau mich nicht so an! Hab' ich dich also erwischt?«

Er: »Ich ... (hustet) ... kann gar nicht mehr aufstehen ...«

Sie: »Huste nicht so, als käme gleich die halbe Lunge heraus, das tust du nur, um Aufmerksamkeit zu bekommen. Männer! Immer das Gleiche! (geht murrend in die Küche und kommt mit einer Tasse Tee zurück) Ach! Und die erste Tasse Tee hast du ja auch noch nicht getrunken! Habe ich nicht gesagt: Viel trinken???«

Er: »Ich ... kann nicht mehr ... schlucken ...«

Sie: »Ach. Will der Herr jetzt Infusionen? Wegen so einer albernen Erkältung? Oh nein, Entschuuuuldigung ... ›Männergrippe‹. (sie markiert Gänsefüßchen mit den Fingern) Findest du nicht, du übertreibst ein bisschen?«

Er: (hustet)

Sie: »Sehr eindrucksvoll! Wenn du so weitermachst, kann ich gleich deine Lunge vom Fußboden aufwischen.«

Er: »Einen ... Arzt ... bitte!«

Sie: »Du lieber Himmel, dann musst du schon einmal aufstehen! Du glaubst doch nicht, dass Doktor Eisenhut wegen so ein bisschen Schnupfen hier auftaucht. ›Hausbesuche nur für ernsthaft Kranke‹, hat er gesagt ... Also, steh auf!«

Er: »Ich ... kann ...« (richtet sich kurz auf, bricht zusammen, sagt nichts mehr)

Sie: »Nun, komm. Jetzt lass uns auch losgehen. Damit wir vor zwölf noch in der Praxis ankommen, sonst stehen wir wieder vor verschlossenen Türen. Außerdem ist die Bäckerei dann noch offen, dann kann ich gleich einen Marmorkuchen für mich und Kathi kaufen, die wollte heute mal vorbeischauen, ich habe sie seit Tagen nicht gesehen ... Du möchtest ja sicherlich wieder kein Stück (schüttelt den Kopf) ... Also ... Hannes! Hannes? (sie nähert sich, klopft ihm auf die bläuliche Wange) Hannes? Nun treibst du es aber wirklich etwas zu weit. Ja, jaaaaaa gut, ich lese dir nachher ein wenig aus der Zeitung vor, weil du es ja angeblich nicht mehr schaffst, jaaaaa, einverstanden, aber dann ... Hannes?! ... Einen Arzt! Hilfe, einen Arzt!!!«

Im Prinzip gibt es zwei Sorten Lungenentzündungen, die, die aus den Bronchien kommt, und die, die sich ohne Umweg über die Bronchien direkt in der Lunge einnistet. Nach einer Grippe findet man eher die erste Variante.

Und dann gibt es natürlich die Lungenentzündung, die durch Viren hervorgerufen wird – sozusagen ein Lungenschnupfen –, und die bakterielle Version: die eitrige Nebenhöhlenentzündung der Lunge.

Alles, was Kehlkopf, Bronchien oder die Lunge betrifft, geht mit Husten einher. Wir erinnern uns: die Selbstreinigungsmöglichkeit der Atemorgane. Neben den Flimmerhärchen, natürlich.

Wenn die Erkältung nun nach unten wandert, sind erst die Bronchien betroffen, diese Röhren, in denen die Luft durch die Lunge geleitet wird. Eine Bronchitis macht keinen Spaß. Man hustet und hustet und fühlt sich krank, und das ist alles nicht erfreulich.

Noch weniger erfreulich ist aber eine Lungenentzündung. Und zwar, weil es jetzt die Lungenbläschen erwischt.

Durch die dünne Wand der Lungenbläschen ziehen sich feine Arterien. Hier kommt das sauerstoffarme, sozusagen blaue Blut direkt aus dem Herzen an, um aufzutanken. Und erst hier, und nicht schon vorher in den Bronchien, wandert der Sauerstoff in den Körper.

So ein Sauerstoffmolekül dockt dabei an den roten Blutfarbstoff in den Blutkörperchen an, das Hämoglobin, noch genauer an ein Eisenmolekül, das Häm, und dann fährt es im wahrsten Sinne des Wortes Achterbahn. Erst wieder zurück zum Herzen und von da ab in den Körper und in das Gehirn, wo die Zellen schon gierig auf es warten. Draußen im Körper kommt es dann zu einem Tauschgeschäft: Sauerstoff gegen Kohlendioxid, sozusagen das Abgas der Zelle, wir sind da auch nicht besser als ein

Laubfeuer. Übrigens wechselt dabei auch die Farbe des Hämoglobins von eher sattrot zu hellrot. Daher die unterschiedlichen Farben von Venen und Arterien.

Das rote Blutkörperchen aber ist schon mit seinem neuen Passagier, dem Kohlendioxid, wieder auf dem Rückweg Richtung Herz, von wo es wieder in die Lunge geschleudert wird, wo es in der dünnen Lungenbläschenwand das doofe Kohlendioxid loswird, um wieder den allseits beliebten Sauerstoff aufzunehmen. Nächste Achterbahnfahrt.

Problem: Das Ganze funktioniert nur, wenn die Luft, und somit der Sauerstoff, bis in die Lungenbläschen hineinkommt, denn vorher kann er ja nicht aufgenommen werden.

Es funktioniert nicht, wenn die Lungenbläschen voller Wasser sind. Oder voller Eiter.

In diesem Fall fahren viele rote Blutkörperchen ohne Sauerstoffpassagiere durch die Gegend. Das finden all die Zellen im Körper nicht gut. Sie werden schlapp. Der ganze Körper wird schlapp. Und das ist genau das, was bei einer Lungenentzündung passiert.

Man kann das richtig messen. Das Zauberwort hier ist: Sauerstoffsättigung. Normalerweise tragen praktisch alle roten Blutkörperchen auf dem Weg zu den Körperzellen Sauerstoff. Wenn nun aber in einer ganzen Reihe von Lungenbläschen keine Passagiere mehr warten, dann flitzt eben auch eine ganze Reihe von roten Blutkörperchen (Erythrozyten) ohne Sauerstoff durch die Gegend. Also sitzen, etwas vereinfacht, nur noch in 85 Prozent der Erythrozytenbusse Sauerstoffmoleküle – man hat eine Sauerstoffsättigung von 85 Prozent im Blut.

Das ist schlecht. Da geht es dem Mann gar nicht gut. Der Frau übrigens auch nicht. Da geht der Atem schneller, um in die Lungenbläschen, die noch nicht überschwemmt sind, Luft hineinzupumpen, da klopft das Herz schneller, um die Zellen mit Luft zu versorgen, da ist der Körper richtig, richtig beschäftigt.

Besonders, wenn er auch noch Fieber hat.

Übrigens: Ältere Menschen, deren Gehirn für die Unterversorgung durch Sauerstoff noch anfälliger ist, können anfangen, richtig »tüddelig« zu werden, also aus Sicht der Gesunden schlicht Unsinn zu reden. Oder einfach anfangen, vor sich hin zu dösen und ebenfalls nichts mehr belastbar Wissenschaftliches von sich geben. Auch dahinter kann eine Lungenentzündung stecken. Selbst wenn sie kaum Fieber haben. Selbst wenn sie kaum Husten haben.

Lösung bei zu wenig Sauerstoff: mehr Sauerstoff. Aus der Flasche. Nicht zum Trinken natürlich, sondern über eine Nasensonde. Gegeben durch Ärzte im Krankenhaus, denn eine solche fette Lungenentzündung ist dort am besten aufgehoben.

Wenn die noch offenen Lungenbläschen dann vor Sauerstoff nur so platzen, nehmen die Erythrozyten mehr davon auf.

Das ist natürlich keine Dauerlösung. Gleichzeitig muss man die Entzündung bekämpfen. Und das tut man mit Antibiotika. Bakterien tot, Eiter wird abgehustet, Mann/Frau ist geheilt.

Unterstützend kann man natürlich jede Menge tun. Krankengymnastik, also Lunge gezielt abklopfen, um den Schleim und Eiter zu lösen und besser abhusten zu können, inhalieren, Schleimlöser, trinken (TEEEEEEEEEE, aber keinen schwarzen …).

UND

NICHT RAUCHEN.

Atemwege und inhalativer Tabak sind schon prinzipiell eine ungünstige Kombination, aber bei Husten, Bronchitis oder gar Lungenentzündung eine ungünstige Kombi im Quadrat.

Es ist natürlich nicht besonders cool, sich die Zigarette in die Ohren zu stecken, aber da richtet sie wenigstens keinen Schaden an. Der Mann als solcher kann vielleicht für diese Zeit auf Schokoladenzigaretten umsteigen. Kann man sich prima in den Mund stecken. Macht glücklich. Und von inhalativer Schokolade ist bisher noch keine Gesundheitsgefahr bekannt geworden (Ausnahme: man hat eine Allergie gegen Nüsse). Aber – bitte – nicht aus Versehen anzünden ...

Inhalativer Tabak schließt natürlich auch Shishas ein. Und Pfeifen. Und auch all das, was uns spontan nicht einfällt, womit man aber ebenfalls Tabak oder seine Unterformen einatmen kann. Lieber nicht. Lieber auch nicht NACH der Lungenentzündung. Es sei denn, man möchte gern Bekanntschaft mit den folgenden Beschwerden machen:

a) kleinzelliges Bronchialkarzinom
b) Herzinfarkt
c) Schlaganfall
d) Raucherbeine
e) Diabetes
f) chronische Bronchitis
g) Lungenemphysem
h) faltige Haut
i) faltige Zähne (Moment: gelbe)

Um nur mal eine kleine Auswahl zu nennen. Das möchte man nicht. Da kann man uns ruhig uneingeschränkt glauben.

Behandlungsmethoden

Siehe Husten (Kapitel 6).

 Schulmedizin:

Eine eitrige Bronchitis und natürlich endgültig eine bakterielle Lungenentzündung schreien nach **Antibiotika.** Die Lungenentzündung, wenn sie schon fortgeschritten ist und/oder die Atmung zu sehr beeinträchtigt (siehe oben), auch nach Krankenhaus. Nur dort kann man am Finger und ganz unblutig die Sauerstoffsättigung des Blutes kontinuierlich messen und vor allem Sauerstoff in die Nase und Antibiotika in die Vene geben.

Hier kann man auch beobachten, ob die Antibiotika überhaupt auf die Lungenkeime wirken, denn auch Bakterien können sehr wählerisch sein, von welchem Medikament sie sich zuverlässig umbringen lassen. Und falls das Antibiotikum nicht wirken sollte, kann man im Krankenhaus schnell ein anderes ausprobieren.

Quiz

 Nebenhöhlenvereiterung, Mittelohr, Angina und Kehlkopfentzündung

(Eine Antwort ist richtig. Oder mehrere. Vielleicht auch gar keine.)

1. Eine Sinusitis ist ...
   a) eine knifflige Matheaufgabe – Cosinus und Sinusitis.
   b) eine Entzündung der Nebenhöhlen.
   c) begleitet von durch Bücken auslösbaren Kopfschmerzen.
   d) eine Erkrankung, die man getrost ignorieren kann.

2. Gegen eine Mittelohrentzündung hilft ...
   a) Kopfhörer auf und mit Metallica ordentlich durchpusten.
   b) die Verwendung von Ohrentropfen.
   c) das Auflegen eines Zwiebelsäckchens.
   d) lautes Weinen.

3. Angina ...
   a) ist die bayrische Form von Angela.
   b) ist der Titel eines Stimmungsschlagers aus den Siebzigern.
   c) hat etwas mit Engeln zu tun. Ist das nicht der Name von einem Unter-Erzengel?

d) heißt auf Deutsch »Enge«.

e) kann sowohl die Brust als auch den Hals betreffen.

4. Eiter ...

a) Ja, okay, haha. Wir wissen, dass es nichts mit Eiern zu tun hat.

b) gibt es farblich von Zartgelb bis Blaugrün, weshalb die Farbe »Eiterfarben« in der Mode nicht so eindeutig wäre wie »Eierschale«. Was der einzige Grund ist, weshalb in den Katalogen nicht von »eiterfarbenem Samtkleidchen« gesprochen wird.

c) ist ein Schlachtruf des Immunsystems: »Eiter, Eiter, wir kämpfen immer weiter!«

d) Wo Eiter, da Immunsystem.

5. Eine Kehlkopfentzündung ...

a) heißt auf Ärztisch auch »Laryngitis«.

b) heißt im Zusammenhang mit einer Rachenentzündung auch »Laryngopharyngitis«.

c) heißt im Zusammenhang mit einer Rachenentzündung und einer Luftröhrenentzündung und einer Entzündung der kleinen Bronchien auch »Laryngopharyngotracheobronchiolitis«.

d) zeigt sich mit ausgeprägter Heiserkeit, Hals- und Schluckschmerzen.

e) zieht das große Schweigen nach sich.

Auflösung:

1. Nein, Mathe war auch nicht unsere Stärke, aber die elementaren mathematischen Funktionen heißen trotzdem Sinus und Cosinus. Antwort b) ist natürlich ebenso richtig wie c). Ignorieren darf man eine Sinusitis auf gar keinen Fall. Sie kann sehr leicht chronisch werden, und dann hat man den Salat: einen dauerhaften Entzündungsherd, sehr oft Schmerzen und ein Immunsystem, das immer auf Hochtouren laufen muss und somit kaum Zeit für anderes hat. Nicht gut. Gar nicht gut.

2. a) Durchpusten ist zwar nie ein Fehler, aber über die Metallica-Methode lässt sich bestimmt streiten. Zumindest wenn es um Mittelohrentzündungen geht. Da möchte das Ohr am liebsten in Ruhe gelassen werden. b) Ohrentropfen helfen leider auch nicht – immerhin ist unser Mittelohr glücklicherweise durch eine ohrentropfenundurchlässige Membran geschützt. Das Trommelfell. Tja. Zwiebelsäckchen – und vor allem das ätherische Öl der Zwiebel kommt aber durch. Ein Hoch auf die Naturheilkunde also. Antwort c) ist richtig. Lautes Weinen? Männer: Wollt ihr ausgerechnet hier und heute euer Recht einklagen, dass echte Männer auch mal weinen dürfen? Also gut, wenn ihr meint ...

3. d) und e). Wir haben da die Angina tonsillaris (Mandeln) und die Angina Pectoris (Brust). Beide rufen ein Engegefühl hervor. Die Behandlung ist allerdings ganz und gar unterschiedlich. c)? Hmmmmmmm, wir sind nicht so bibelfest, halten diese Antwort aber für falsch.

4. Okay, das ist jetzt ZIEMLICH albern. Die korrekte Antwort ist d). Das Immunsystem ist hier eindeutig beteiligt. Wir vermuten im Übrigen, dass ein »eiterfarbenes Samtkleid« kein besonderer Verkaufsschlager wäre, es sein denn zu Halloween ... Und ja, es gibt tatsächlich eine bestimmte Bakteriensorte, die den Eiter blaugrün färbt. Wie die Farbe und der Geruch sowieso von den beteiligten Bakterien abhängen.

5. a), b), d) und e).
   Zu c): Ärzte sind ernsthafte Menschen.

KAPITEL 17

Die Psyche oder worüber auch Helden stolpern

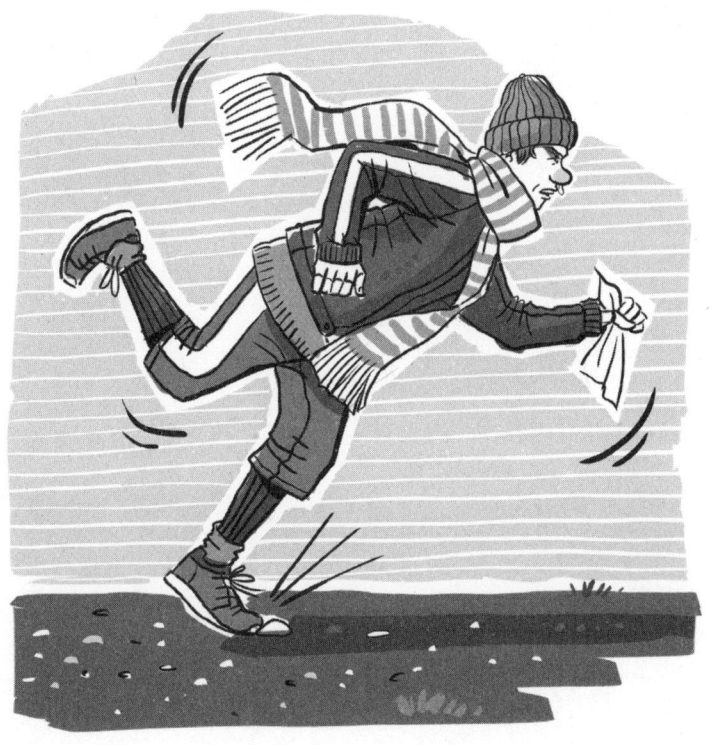

Das haben wir nun alles geklärt: Der Mann wird aufgrund seiner leider mit Sollbruchstellen behafteten genetischen Ausstattung und seiner noch mehr mit Sollbruchstellen behafteten hormonellen Ausstattung häufiger krank als seine Artgenossinnen. Männer, jetzt müsst ihr stark sein: Rein von der Aufzucht der Nachkommen aus betrachtet, braucht es für den Fortbestand der Menschheit auf Dauer gesehen von euch etwas anderes als von den Frauen.

Evolutionär ist der Ur-Mann zur Verteidigung und Ernährung der Brut vorgesehen, während die Ur-Frau den Rest macht. Es hat sich bis heute nur sehr wenig geändert. Also abgesehen davon, dass Frauen sich mittlerweile sehr gut selbst ernähren und verteidigen können. Sie waren eben schon immer unglaublich anpassungsfähig. Während Männer ... nun, das führt jetzt vermutlich zu weit. Jedenfalls: Wenn man Frauen und Männer in athletische Disziplinen unterteilen würde, wäre ER, sein Körper und Geist, mehr so der Typ Kurzstrecke, während SIE sich für den Ironwoman-Wettbewerb qualifiziert hat. In der Frauenpsyche ist außerdem angelegt, dass sie aufpasst. Auch auf sich.

Der Mann als solcher ist leider anfälliger – sowohl für Viren als auch für Waffen. Sowohl für Bakterien als auch für Büffelfang, sowohl für Pilze als auch für Pistenrennen. Aufpassen ist nicht.

Weil der Mann, besonders der junge, nachweislich eher zu Unfällen neigt als die durchschnittliche Frau, hat die Natur ihn entsprechend weniger schmerzempfindlich produziert. Das ist sinnvoll. Aber, Männer, warum wirft eine banale Erkältung euch dann so um? Wo wir Frauen doch Halsschmerzen viel deutlicher spüren? Warum leidet ihr bei Schnupfen mehr als bei einem komplizierten Bruch?

Alles, was jetzt folgt, ist keineswegs wissenschaftlich gesichert, sondern pure Vermutung unsererseits, das möchten wir hier ausdrücklich festhalten. Wilde Spekulationen. Die allerdings ein Körperteil mit einbeziehen, das der Mann ausschließlich bei der Frau verortet, und zwar das kleine grüne Ding mit Namen Psyche. Denn, Männer, auch wenn man es nicht sehen kann: Es wohnt auch in eurer starken Brust. Arrangiert euch damit!

Also:

These 1: Weibliche Sensoren sind empfindlich und melden sozusagen ständig irgendetwas, damit das Weib sich selbst und seinen Nachwuchs schützt.

Die Hände sind kalt – aua, Finger! Das Wetter schlägt um – aua, Kopfschmerzen! Baby wird täglich schwerer – aua, Rücken! Milchstau – aua, Brust!

Und dazu noch jeden Monat aufs Neue: aua, Unterleib!

Da hilft nur eins: das Allermeiste ignorieren. Vorteil: Frau weiß, wann es kritisch wird, weil sie Schmerzen in allen Ausprägungen, Sorten und Lautstärken kennt.

Der Mann hingegen ...

Seine drei Hauptinteressen sind Fressen, Jagd und Kampf, wobei diese drei Tätigkeitsfelder jede Menge Schnittmengen aufweisen: kein Fressen ohne Jagd, keine Jagd, ohne dass einem andere Männer in die Quere kommen, die auf dasselbe Mammut scharf sind (oder auf denselben Job, was letztlich auf das Gleiche hinausläuft ...). Da spürt der Mann keinen Schmerz, da ist er unter Adrenalin.

Und wenn das Adrenalin nachlässt, verzieht er sich mit einem Bier vor den Fernseher, um anderen Männern bei der Jagd zuzusehen, vorzugsweise bei der um einen kleinen schwarz-weißen Ball.

Und dann kommt die Männergrippe.

Sie trifft den Mann vollkommen unvorbereitet. Sie bringt Schmerzen mit sich. Halsschmerzen, Nasenschmerzen, Kopfschmerzen, sonst wie Schmerzen.

Der Mann ist verwundert. Damit kann er nicht umgehen. Das kann er nicht einordnen. Gebrochener Arm – sieht man, sehen alle. Kann man reparieren, notfalls mit Nägeln und Schrauben, das versteht der Mann, das ist eine klare Sache. Aber Kopfschmerzen? Sind die jetzt stark – also Schmerzen von der Säbelzahntiger-Fraktion? Oder schwach – also eher so die Schmetterlingsvariante?

Aber die Frau kennt sich doch damit aus – also klagt man lieber etwas zu heftig, nicht dass der Säbelzahntiger übersehen wird.

These 2: Der Mann ist prinzipiell feindzentriert. Fällt er beim Mountainbiken auf einen Stein und bricht sich seinen Arm – dann hat der Stein gewonnen, der Sauhund! Selbstverständlich gibt man sich nicht die Blöße, vor dem Stein zu weinen – so weit kommt es noch.

Zähne zusammenbeißen und Pokerface – das ist es. Reicht ja schon, dass einen das Rad abgeworfen hat, das Ferkel. Aber das Ganze kann man wenigstens vor den anderen als ehrlichen Kampf (männliches Tätigkeitsfeld Nummer 3) darstellen. Mann gegen Berg. Berg hat unfair gespielt, hat Mann ein Bein gestellt. Das versteht jeder, da bekommt man Mitleid, da ist man Held.

Ein Virus hingegen ist kein Berg, sondern eine winzige Angelegenheit. *Virus* kommt übrigens aus dem Lateinischen und heißt auf Deutsch »Virus« (okay, Flachwitz). Aber jetzt kommt's: Mann heißt auf Lateinisch *vir*.

Vir und »Virus«. Noch Fragen? Dem Mann wird hier also ein Kampf zugemutet, den er nicht gewinnen kann – der Kampf gegen einen unsichtbaren anderen, der noch dazu extrem unfair kämpft und – Krönung der ganzen Sache – absolut unbesiegbar ist.

Und was macht ein Mann vor einem unbesiegbaren Gegner? Er verzieht sich mit seinem Laptop in seine Höhle und will bemitleidet und wieder aufgebaut werden. So richtig punkten kann man mit dieser Sorte verlorenem Kampf nicht.

Es geht hier also nicht nur um Schnupfen, sondern auch um verlorenes Selbstwertgefühl, Frauen!

These 3: Der sogenannte Krankheitsgewinn.

Das liest sich auf den ersten Blick ziemlich zynisch. Es ist nicht schön, krank zu sein, und die allermeisten Menschen wären wirklich am liebsten gesund. Und denen, die es nicht sind, gehört unsere Anteilnahme.

Dennoch kann eine nicht allzu schwere Krankheit, wie eine heftige Erkältung, ganz klare Vorteile haben, man kann also einen gewissen Gewinn daraus schlagen.

Nämlich: Ich muss nicht zur Arbeit/Schule/Uni. Ich muss mich wenigstens heute nicht mit meinem Chef zu diesem unangenehmen Gespräch treffen, das er mir schon die ganze Zeit androht. Müll runterbringen mit Männergrippe? Wohl mit dem Klammerbeutel gepudert!

Das nennt man den primären Krankheitsgewinn.

Es gibt auch noch einen sekundären. Und der liegt in der zärtlichen Aufmerksamkeit der anderen.

Wer krank ist, darf schwach und hilflos sein, er wird betreut und umsorgt, bekommt Hühnersuppen und Massagen und wenigstens für die Dauer der Krankheit nur warme, aufmunternde, tröstende Worte. Kurz: Er darf für eine gewisse Zeit dem harten Zweikampf des Alltages entfliehen und wieder umsorgtes Kind sein.

Das kann süchtig machen.

Männer, wir sind bei euch. Wir verstehen, dass euer Selbstbewusstsein bei diesem so ungleichen Kampf gegen die Mistviren angeknackst ist. Wir richten euch wieder auf. Wir helfen euch auch im Kampf gegen die unbekannten Phänomene Kopfschmerzen und allgemeine Mattigkeit, ja, wir sind sogar bereit, euch zu bemuttern.

Unter einer Bedingung natürlich.

Ihr tut dasselbe für uns.

Quiz

 Lungenentzündung und Psyche

(Eine Antwort ist richtig. Oder mehrere. Vielleicht auch gar keine.)

1. Erythrozyten enthalten ...
   a) zu viele »y«.
   b) Sauerstoff.
   c) Kohlendioxid.
   d) Stickstoff.
   e) Schokolade.

2. Rauchen ...
   a) ist unter bestimmten Umständen (bei der Arbeit, bei einer Lungenentzündung, beim Fußballspielen) gesund, weil der Rauch Bakterien abtötet.
   b) Und Viren auch.
   c) ist ungesund, wissen wir ja. Außer Shishas. Die sind gesund.
   d) ist IMMER ungesund.

3. Die Seele ...
   a) So was haben zum Glück nur Frauen.
   b) kann man messen. Mit einem Seelometer. Normal sind etwa fünf bis sieben Seelonen.

c) ist klein, grün und sitzt im linken Knie. Außer bei Männern.

d) quillt bei Frauen um die Periode herum auf das Doppelte ihres normalen Umfangs auf.

e) heißt auf Griechisch *psyche*. Ein Frauenname. Ha!

f) wohnt auch in der männlichen Brust. Keine Widerrede!

4. Primärer Krankheitsgewinn ist …

a) wenn ich mit meinen Kumpels pokere, wenn ich krank bin. Und gewinne!

b) wenn ich in eine Arztpraxis gehe und dabei eine schicke Krankheit gewinne. Wie Schnupfen oder Pest. Deshalb gehe ich nicht in eine Arztpraxis!

c) wenn ich nicht zur Arbeit muss, weil ich krank bin, und mich darüber freue.

d) wenn der Säbelzahntiger mich nicht fressen kann, weil ich in der Höhle liege und Fußball gucke, weil ich eine Männergrippe habe.

5. Sekundärer Krankheitsgewinn …

a) ist der Krankheitsgewinn, der nach etwa fünf Sekunden eintritt.

b) hat irgendwas mit Sekundant zu tun. Vielleicht jemand, der bei einem Duell gewinnt?

c) ist, wenn sich alle um einen kümmern.

d) ist der Grund, warum manche nicht gesund werden wollen.

Auflösung:

1. a), b) und c). b) und c) je nach Richtung im Blut. Definitiv keine Schokolade. Und Stickstoff? Sind wir ein Acker, den man düngen muss?

2. d). d). D)!!!!!!!!

3. e) und f). Über b) und d) kann man diskutieren ...

4. c) und d). Krankheiten kann man nicht gewinnen. Auch nicht in einer Arztpraxis.

5. Schon wieder c) und d). Wie langweilig.

Bullshit-Bingo

Die Zeit an der Seite eines männergrippegeplagten Partners will einfach nicht vergehen? Als kleinen Zeitvertreib hier unsere zwei Varianten des beliebten Bullshit-Bingos. Wie wird gespielt? Die heimische Szenerie einfach aufmerksam betrachten und zuhören. Fällt eine der auf dem Spielfeld gelisteten Aussagen, wird diese markiert. Fünf Treffer in einer Reihe (horizontal, vertikal oder diagonal)? Bingo!

Frauen:

37,5? Das ist noch nicht mal erhöhte Temperatur!	Das ist kein Mumps, das sind nur dicke Lymphknoten.	Doch, du kriegst noch Luft. Du musst nur den Mund aufmachen. Den MUND!	Ein Tropfenfänger unter der Nase ist vielleicht praktisch, aber unästhetisch. Taschentuch?	Viel trinken ist wichtig. Am besten Tee.
SCHNUPFEN IST NICHT TÖDLICH.	Geh doch mal zum Arzt.	Ich mach' dir mal einen Tee.	Iss doch mal was von dem Obst.	Fieber wird nicht in der Achselhöhle gemessen.
Nein, Fußball hilft nicht gegen Schnupfen.	Aber den Müll kannst du doch wohl runterbringen?	Fruchtfleisch ist auch Fleisch.	Ich mach' dir noch einen Tee.	Die Suppe wird dir guttun.
Stell dich nicht so an.	Hast du deine Medikamente genommen?	Das Zwiebelsäckchen bleibt drauf!	Du sollst das Nasenspray nicht trinken!	Doch, wir gehen jetzt zum Arzt.
Wir müssen hier mal lüften.	Es kommt immer auf die Dosis an.	Nein, Tee ist nicht giftig.	Ich lass' mich scheiden.	Nein, ich trage dich nicht!

Männer:

Kannst du meine Mutter anrufen?	Nimm den Tee weg!	Ich habe gegoogelt. Das Internet gibt mir noch drei Tage.	Das sind keine Halsschmerzen. Und wenn doch – kann man daran sterben?	Charlie bekommt alle meine Panini-Bilder!
Kannst du mir das Honigbrot in mundgerechte Häppchen schneiden?	Warmes Bier? Willst du mich umbringen?	Wo ist die Fernbedienung?	In Arztpraxen wird man noch viel schlimmer krank!	Angina? Kannte ich auch mal eine.
Nur Hohn und Spott ...	Es waren gute Jahre.	Zitronenlimo mit Röhrchen, bitte.	Holst du noch mal Nasenspray aus der Apotheke?	Du hast ja keine Ahnung, was das für Schmerzen sind.
Ich kann unmöglich schon wieder arbeiten.	Aua.	AUAAA!	Fenster auf?! Willst du mich umbringen?	Das krieg' ich nicht runter.
Was ist das da in der Suppe?	Das ist doch bestimmt giftig!	Ist da wenigstens Alkohol drin?	Kannst du meine Hand halten?	Kannst du bitte nicht so laut sprechen?

Gemeine Glossaritis

A

Abusus, der: Abusus kommt vom lateinischen *usus* = Gebrauch. *Ab-* ist eine Vorsilbe und bedeutet in diesem Fall »Miss-«, also falsch. Nicht zu verwechseln mit Miss Germany. Zusammen basteln wir daraus das gebräuchliche Wort »Missbrauch«. Nein, Abusus ist gar nicht gut. Wird oft im Zusammenhang mit Medikamenten, Alkohol und Drogen benutzt.

Abwehrsystem, das: die Immunabwehr des Körpers. Im Prinzip wie die Bundeswehr eine reine Verteidigungsarmee, entwickelt leider gelegentlich Verhaltensauffälligkeiten. Das nennt man dann Allergie oder Autoimmunerkrankung.

Adstringierend: von lateinisch *adstringere* = zusammenziehen. Im Zusammenhang mit Halsschmerzen sind damit Medikamente gemeint, die dafür sorgen, dass sich die Schleimhäute zusammenziehen und abschwellen. Sehr erstrebenswert.

Ätherisch: flüchtig. Im Sinne von: löst sich in Luft auf. Und nein, man kann es weder auf Bankräuber noch auf das Guthaben auf dem Konto anwenden. Schade eigentlich.

Analgetisch: Ein Analgetikum ist ein lokal betäubendes Medikament. Analgetisch bedeutet also? Richtig. Hat nix mit anal zu tun. Falls das die Frage war.

Angina, die: lateinisch für »Enge«. Im Männergrippenkontext ist die Mandelentzündung gemeint, zum Beispiel die der Gaumenmandeln, dann wird es in der Tat eng im Hals; gern auch die der Seitenstränge in Form der Seitenstrangangina.

Antibiotikum, das: hilft nur gegen Bakterien. Nur. Wirklich. Hat also bei einer beginnenden Erkältung überhaupt keinen Sinn. Bringt nichts. Nada. Halt, doch: zerstört die nützlichen Darmbakterien und führt dann gern mal zu Durchfall, den man bei einer Erkältung zusätzlich so dringend braucht wie Gegenwind beim Bergauf-Radfahren. Antibiotika gibt es ebenfalls in unterschiedlichen Varianten, allerdings, soweit uns bekannt, bisher nicht in Plüschform.

Jedes Antibiotikum hilft außerdem nicht gegen alle Bakterien, sondern nur gegen ganz bestimmte, weshalb es ebenfalls eher schädlich ist, einfach das Antibiotikum, das man noch im Schrank hat, aufzubrauchen. Dann schon lieber mit einem Plüschantibiotikum kuscheln.

Anti-: eine Vorsilbe, die in Kombination mit Substantiven oder Adjektiven so viel bedeutet wie »gegen«. Anti-Aging. Anti-Allergikum. Anti-Männergrippikum. Quatsch. Das gibt's nicht. Wäre aber eine Marktlücke. Ganz bestimmt.

Aromatherapie, die: therapeutische und medizinische Nutzung von ätherischen Ölen, die auf vielen verschiedenen Ebenen angewandt wird. Körper, Geist und Seele. Tja. Zwar gibt es auch hier Zweifler, aber mittlerweile arbeiten immer mehr Krankenhäuser mit Aromatherapeuten zusammen, die Forschung beschäftigt sich intensiv damit, und medizinische Fakultäten öffnen sich, und Vanilleduft weht durch ihre Gänge ...

B

Bakterie, die: existiert in einer ausgesprochenen Variantenvielfalt. Es gibt sie sogar in Plüsch. Echt. Mit runden Kulleraugen, vielleicht extra für den Männergrippebefallenen zum Kuscheln, insgesamt deutlich weniger infektiös als das gemeine lebendige Bakterium.

Ansonsten ist es mit den Bakterien so eine Sache. Es gibt sie – vom Menschen aus gesehen – nämlich sowohl in nützlicher als auch schädlicher Form. Die nützliche Form (Darmbakterien) lebt in friedlicher Gemeinschaft mit dem Menschen, und es ist sicherlich gut, dass der Mann nicht weiß, mit wie vielen davon er seinen Körper teilen muss. Die Bakterien sind jedenfalls bei Weitem in der Überzahl. Streng genommen dürfte man eigentlich gar nicht »ich« sagen, sondern »wir«. Wie in: »Ich und meine Bakterien gehen jetzt essen.«

Manchmal geht die nützliche Variante auch in die schädliche über, aber das führt jetzt zu weit. Hier reicht es, sich zu

merken: Darmbakterie = nützlich. Scharlachbakterie = schädlich. Sind angenehmerweise größtenteils mit Antibiotika zu bekämpfen.

Blitzdings, das: gibt es bisher nur bei den *Men in Black.* Löscht
die unmittelbar vor dem Einsatz befindliche Erinnerung des Ge-
blitzdingsten aus. Gibt es real auch, aber in Tablettenform. Manche Narkosemittel lösen eine sogenannte retrograde Amnesie
aus. Also eine Blitzdingsung.

Bronchitis, die: Entzündung der Bronchien. Der Name ist Programm. Dreimal »Bronchitis« sagen und sich nicht wundern,
wenn die oder der Liebste einem auf den Rücken klopft und
Hustensaft anbietet.

C

Chromosomen, die: Das sind die Dinger, die paarweise im Kör-
per vorkommen – und zwar überall. Auf ihnen befinden sich alle
Informationen zu euch und eurem Körper. Unfassbar, aber wahr.
Und sehr einzigartig.

D

Desinfektion, die: in einen Zustand bringen, dass er nicht
mehr infizieren, sprich anstecken kann. Wichtige Sache das. Ein
Schritt in die richtige Richtung ist Händewaschen. Ach, das haben wir schon mehrmals erwähnt? Nun, daran sieht man, *wie*
wichtig es ist.

E

Empathie, die: das sogenannte Mitgefühl. Es heißt so, weil es einen Zustand oder ein Bestreben beschreibt, das sich von der Fähigkeit nährt, sich in den anderen hineinzufühlen. Es geht nicht darum, auch Halsschmerzen oder Schnupfen zu bekommen, sondern sich vorzustellen, wie es sich für denjenigen anfühlt, der es gerade hat. Funktioniert in beide Richtungen und kann im Alltag angewandt werden. Bei TMG und PMS besteht jeweils erhöhter Empathiebedarf.

Emser Salz, das: Man kann es Schleichwerbung nennen, wir nennen es ein Hausmittel, das in keinem Haushalt fehlen darf. Für die Befeuchtung jeglicher Schleimhäute geeignet. Ob als Inhalation, Nasenspülung oder Einlauf. Es wirkt. Es hilft. Man braucht es.

Epiglottitis, die: *epi-* = neben, *glottis* = Stimmlippen. *-itis* = Entzündung. Gemeint ist hier der Kehldeckel. Der kann sich auch entzünden. Wenn auch selten.

Erhöhte Temperatur, die: 37,1 bis 38,4 Grad Celsius. Ja. Keine Diskussion.

Erkältung, ebenfalls die: die kleine Schwester der echten Grippe (und zwar eine *sehr* kleine) und wird ebenfalls von Viren hervorgerufen. Unfairerweise beginnt sie auch mit Halsschmerzen, das Krankheitsgefühl ist insgesamt aber deutlich weniger ausgeprägt (sagen die Frauen). Fieber hingegen kommt praktisch nicht vor, wohl aber erhöhte Temperatur. Beides lässt sich mittels eines Thermometers gut unterscheiden. Vorausgesetzt natürlich, man benutzt es vorschriftsgemäß, steckt es also in die dafür vorgesehenen Körperstellen und nicht – zum Beispiel – in die Mikrowelle oder den Wasserkocher. Manche Thermometer nehmen dann auch Schaden und sind nicht mehr zu benutzen. Manche Mütter/Frauen nehmen nach derartigen Betrugsversuchen anschließend ebenfalls Schaden, rauchen nur noch vor sich hin, machen hässliche Geräusche und widersetzen sich für eine gute Weile jeglicher männlicher Handlungsaufforderung.

Erythrozyten, die: die Zellen im Blut, die es rot färben. Genauer gesagt, das Hämoglobin in ihnen. Kein Teil der Abwehrarmee, zuständig für den Transport von Sauerstoff und Kohlendioxid.

F

Fieber, das: ab 38 oder 38,5 Grad Celsius, je nach Definition. Rektal gemessen.

G

Globuli, die: beliebteste homöopathische Darreichungsform. Zuckerperlen, auf die die Urtinktur des homöopathischen Wirkstoffes aufgetragen und getrocknet wird.

Grippaler Infekt, der: Der. Der. Der. Mehr muss man eigentlich nicht sagen. Ein Zwischending zwischen Grippe und Erkältung. Oder anders: *Die* Frau hat *die* Erkältung, *der* Mann hat *den* grippalen Infekt.

Ärzte benutzen den Ausdruck, wenn der Patient etwas schwerer erkrankt ist als bei einer Erkältung, aber mit ziemlicher Sicherheit keine echte Grippe hat. Oder höchstens eine sehr freundliche Variante. Oder der Patient hat doch die echte Grippe erwischt, verfügt dafür aber über ein Immunsystem, das auf Keime etwa so wirkt wie hochkonzentrierte Salzsäure.

H

Hämoglobin, das: roter Blutfarbstoff, nötig zum Transport von Sauerstoff zu den Körperzellen. Der erfahrene Patient kennt den sogenannten Hb-Wert, der angibt, wie viel sich im Blut befindet. Der Körper braucht zum Zusammenbau Eisen. Also: zu wenig Hämoglobin = zu wenig Sauerstoff = der Körper fühlt sich schlapp. Es gibt übrigens ein Dopingmittel, was den Anteil an Erythrozyten im Blut erhöht und so den Körper leistungsfähiger macht. War anfangs schwer nachzuweisen.

Hormone, die: kein rein weibliches Phänomen. Hormone setzen Prozesse in Bewegung und sind für vieles verantwortlich: Haarwuchs, Knochenaufbau, das Immunsystem. Und, liebe Männer: für den Sexualtrieb. In eurem Körper muss es also auch welche geben. Was für ein Glück. Testosteron, Östrogen und Progesteron sind die bekannteren Vertreter der Hormone.

Homöopathie, die: Teilgebiet der Naturheilkunde. »Gleiches soll mit Gleichem geheilt werden« ist der Grundgedanke. Ein klitzekleines Beispiel: Wenn man Zwiebeln schneidet, tränen die Augen, und die Nase läuft, richtig? Et voilà: Da diese Symptome exakt die gleichen wie bei Schnupfen sind, ist Allium Cepa alias

Küchenzwiebel also das ideale Mittel. Es gibt mehrere Tausend Wirkstoffe, und es kommen immer noch mehr dazu, außerdem ist die Homöopathie natürlich viel komplexer als unser Küchenzwiebelbeispiel und wirkt nicht nur auf der körperlichen Ebene, aber für die Behandlung der TMG kann man trotzdem leicht ein geeignetes Mittel finden. Die jeweiligen Mittel werden meist als sogenannte Globuli eingenommen. Man kann sie in unterschiedlicher Potenzierung, also Wirkintensität, in der Apotheke kaufen. Die gängigste Potenzierung ist D6. Homöopathie verträgt sich übrigens weder mit Kaffee noch mit Minze (auch nicht in Zahnpasta!), daher sollten die Mittel nicht auf einem Metalllöffel eingenommen und von Strahlung (Handy, Mikrowelle, Computer) ferngehalten werden.

I

Immunsystem, das: sehr, sehr pfiffige Einrichtung. Sorgt nämlich dafür, dass wir mit den Millionen und Milliarden Viren und Bakterien, die täglich auf uns einprasseln, mühelos fertigwerden, ohne krank zu werden. Beim Immunsystem handelt es sich um eine ausgesprochen ausgeklügelte Zusammenarbeit zwischen speziellen Blutzellen und Substanzen, die zum Teil von ebendiesen Zellen, zum Teil woanders hergestellt werden. Keinesfalls bisher vollständig verstanden, auch nicht von der Wissenschaft (siehe auch **Abwehrsystem**).

Immunstimulanz, die: etwas, um das Immunsystem anzuregen. Echinacea wird beispielsweise immer wieder gern genommen. Wahrscheinlich, weil sein Name auch aus dem Griechischen kommt. Mediziner lieben Griechisch.

Impfung, die: ein kleiner Piks für den Menschen, ein großer Schritt für die Menschheit. Impfungen helfen sowohl gegen Viren als auch gegen Bakterien, im Gegensatz zu … Na? Ja? Genau. Den Antibiotika.

So werden Masern beispielsweise von Viren hervorgerufen, die Grippe ebenfalls, ja, sogar die gemeine Erkältung. Diphterie oder auch Tetanus sind hingegen bakterielle Erkrankungen. Die Impfung sorgt in diesen Fällen übrigens dafür, dass das Gift, das diese Bakterien im Körper ausschütten und das die Krankheit hervorruft, neutralisiert wird.

Influenza, die: die echte Grippe. Eine nicht ganz ungefährliche Erkrankung, die von Viren hervorgerufen wird und den Befallenen meistens über Wochen matt setzt. Beginnt mit Glieder- und Halsschmerzen und geht gern mit hohem Fieber einher. Anschließend ist das Immunsystem so erschöpft, dass die Bakterien leichtes Spiel haben und sich kichernd über den morschen Körper hermachen. Hier helfen gelegentlich nur noch Antibiotika.

Inhalation, die: das Einatmen von Heilmitteln. Von lateinisch *inhalare* = einhauchen. Gibt es in der althergebrachten Form und auch unter Inanspruchnahme von zahlreichen Hilfsmitteln.

L

Laryngitis, die: von *larynx* = der Kehlkopf und *-itis* = die Entzündung.

Leukozyten, die: von *leukos* = weiß (Altgriechisch). Im Gegensatz zu den Erythrozyten, den roten Blutkörperchen, wie der Name schon sagt, weiße Blutkörperchen und mit für die spezifische und unspezifische Immunabwehr verantwortlich. Wenn ihre Zahl erhöht ist, gibt's offensichtlich was zu tun im Körper, weshalb der behandelnde Arzt auch ein Blutbild macht: um nämlich genau das zu überprüfen.

Letal: tödlich. Auch wenn es TMG heißt, also tödliche Männergrippe, sind bisher in diesem Bereich der psychi... äh ... körperlichen Erkrankungen keine Todesfälle bekannt. Auch wenn es natürlich grundsätzlich möglich wäre, daran zu sterben. Wir haben GRUNDSÄTZLICH gesagt. Nicht definitiv. Geht wieder auf die Couch, Männer. Euer EINLAUF kommt gleich.

Lokal: Nein, damit ist nicht die Kneipe um die Ecke gemeint, sondern ein räumlich begrenzter Wirkungsort. »Lokal auftragen« heißt, dass man es genau dort benutzen soll. Und nur dort.

M

Männergrippe, aus Gründen, die in der unlogischen deutschen Sprache liegen, **die:** der kleine Bruder der echten Grippe mit ähnlichen objektiven, also von außen messbaren Symptomen wie bei der Erkältung oder dem grippalen Infekt, aber aus Gründen, die in der unlogischen Wesensart der Männer liegen, dennoch eine extra Kategorie, die eine leicht abweichende Behandlung erfordert, die notfalls Medikamente wie warmes Bier oder andere warme bis heiße alkoholische Getränke einschließt, denn letztlich tötet hochprozentiger Alkohol ja alles ab, oder?

Klagen hilft auch. Am liebsten laut, aber bitte ohne Anwalt.

Minimalinvasiv: Eine minimalinvasive Operation ist ein chirurgischer Eingriff mit kleinstmöglichen Verletzungen von Haut und Weichteilen. Noch besser natürlich, man braucht es gar nicht, aber wenn schon ... dann besser so. Bei Fällen akuter Männergrippe eher selten erforderlich.

N

Nasentropfen, die: enthalten die gleichen Inhaltsstoffe wie Nasenspray und sind ähnlich wie Ohrentropfen in unterschiedlichster Form käuflich zu erwerben, wobei nur die harmloseste Form, nämlich die einfachen Salzwassernasentropfen und die abschwellende Variante – auch die gegen Heuschnupfen – ohne Rezept erhältlich sind.

Für kompliziertere Nasentropfen, zum Beispiel cortisonhaltige, hingegen braucht man schon ein Rezept.

Nebenhöhlen, die: zweigen von den Nasenhaupthöhlen ab und können auf einem Röntgenbild wie Nebelhöhlen aussehen, nämlich dann, wenn sie voller Eiter oder geschwollener Schleimhaut sind. Entzünden sich gern aus lauter Sympathie mit der Nasenhaupthöhle mit. Antibiotika braucht man hier nur dann, wenn der Eiter richtig dick oder die Nebenhöhlen richtig dicht sind oder Stirnhöhle oder Keilbeinhöhle betroffen sind.

O

Oral: *ora*, lateinisch = Mund. Oral eingenommen heißt: Mund auf, Medikament rein, Mund wieder zu. Nicht zu verwechseln mit rektal. Ja, es gibt Menschen, die müssen manche Erfahrungen trotzdem selbst machen. Und nein, Zäpfchen schmecken nicht, und ein Enddarm kann mit einer Aspirintablette nichts anfangen. Wirklich nicht.

Otitis media, die: Mittelohrentzündung. Auch hier in unterschiedlichen Formen möglich – viral, bakteriell, sogar Pilzversionen sind gesichtet worden (aber deutlich seltener). Schmerzhafte Angelegenheit.

P

Pharyngitis, die: Rachenentzündung. Entweder viral oder bakteriell. Egal wie: Halsschmerzen, fiese.

PMS (Prämenstruelles Syndrom), das: fieser hormoneller Frauensabotageversuch. Verursacht gern Wassereinlagerungen, Migräne, Bauchkrämpfe oder auch emotionale Verstimmungen und vieles mehr. Männerverständnis verursacht PMS allerdings leider nicht. Weder in die eine noch in die andere Richtung.

Pneumonie, die: Lungenentzündung, nur etwas vornehmer ausgedrückt. Gibt es in viraler Form, dann harmloser, und in bakterieller, dann Antibiotikum. Und Inhalieren, natürlich.

Prophylaxe, die: eines der wenigen Wörter, das sowohl »ph« als auch ein »y« und ein »x« enthält. Ergibt 35 Punkte beim Scrabble. Heißt Vorbeugung. Also zum Beispiel: nicht rauchen.

Psyche, die: erhältlich in männlicher und weiblicher Form und verschiedenen Farben. Selbstverständlich sind in Männerbrüsten auch weibliche Varianten zu finden. Gelegentlich fehlplatziert im Knie oder in der Höhe des rechten Leberlappens.

R

Rektal: im Po. Nicht zu verwechseln mit oral. Siehe oben. Dafür leicht zu verwechseln mit anal. Rektal = im Enddarm (Rektum), anal = im Anus. Also: Zäpfchen bitte anal einführen, damit sie rektal wirken können.

Rhinitis, die: Nasenschleimhautentzündung, umgangssprachlich auch Schnupfen. Rhinitis klingt aber besser, weil dramatischer.

Rhinopharyngitis, die: Schnupfen plus Halsschmerzen.

S

Säbelzahntiger, der: wurde vor 11.000 Jahren ausgerottet. Vermutlich vom Menschen. Ebenso wie das Wollmammut. Was ein bisschen schade ist.

Schmauchen: Schmauchen ist eine Anwendungsform, die vielen nicht sehr vertraut ist. Manche denken, es hat was mit rauchen zu tun, und ganz so falsch ist das auch gar nicht. Immerhin geht es auch darum, flüchtige Stoffe so gut wie möglich auf den Schleimhäuten zu verteilen, damit sie von dort aus im Körper wirken können. Dazu nimmt man beispielsweise ein paar Tropfen ätherisches Öl in den Mund und bewegt es ein paar Minuten durch die gesamte Mundhöhle. Man kann es danach schlucken oder ausspucken.

Sinusitis, die: Nebenhöhlenentzündung. Entweder viral, dann Sekret eher durchsichtig, oder eitrig, dann Eiter (hier: Nebenhöhlenvereiterung).

Systemisch: den gesamten Organismus betreffend. Ganz im Gegenteil von lokal also.

Sinubronchiales Syndrom, das: wenn die Nebenhöhlen vor sich hinsuppen und die Suppe die Bronchien herunterläuft. Resultat: Husten, Husten, Husten. Hier muss man vor allem die Sinusitis bekämpfen, sonst wird der Husten nie besser.

Subfebril: *sub* = unter, *febril* = fiebrig. Entspricht ungefähr der erhöhten Temperatur.

T

Thermometer, das: ist heute meistens elektronisch und enthält also kein Quecksilber mehr, weshalb niemand mehr weiß, wie Quecksilber aussieht, wohl aber wie eine Thermometerbatterie aussieht, vorausgesetzt man kriegt das Mistding geöffnet. Zur Temperaturmessung am besten geeignete Körperstellen sind die

Nahrungseintrittspforte (Mund) und ihre Austrittspforte (Po), weniger zuverlässig sind streng genommen Achselhöhlen und Ohren. Sie tun es zur Not aber auch.

TMG (Tödliche Männergrippe), die: ein Gerücht. Gott sei Dank.

Tonsillitis, die: Mandelentzündung, gemeint sind die Gaumenmandeln.

Tracheitis, die: Entzündung der Luftröhre.

V

Virus, das: sehr, sehr fiese Erfindung der Natur. Einer der wenigen natürlichen Feinde des Menschen. Winzig klein, nur unter dem Elektronenmikroskop zu sehen. Leider in seiner Mehrheit nur durch Impfungen zu bekämpfen. Und leider in der Mehrheit der Erkrankungen auch nur *vor* der Krankheit. Nicht mehr *während* ..., sorry.

Virostatikum, das: ein Medikament, das die Virenvermehrung aufhält. Funktioniert nicht bei allen Viren. Das bekannteste ist sicherlich Aciclovir gegen Herpes.

W

Will Smith, der: spielt Agent J in *Men in Black*, amerikanischer Schauspieler und keine Abwehrzelle. Obwohl ...

Hühnersuppenrezept

Die ultimative magische Hühnersuppe bei ALLEN Erkältungskrankheiten und sonstigen Befindlichkeiten

Ja, eine Hühnersuppe ist magisch. Und nicht nur das: Sie heilt sogar ganz offiziell: An der University of Nebraska hat man nämlich die Hühnersuppenwirkung wissenschaftlich erforscht und nachgewiesen, dass die Suppe die neutrophilen Granulozyten, also die größte Gruppe der weißen Blutkörperchen, die bei Entzündungsprozessen stark vermehrt im Körper herumirren und für Ärger sorgen, beruhigt und somit dafür sorgt, dass sich der arme Kranke schneller erholen kann.

Außerdem hat man Cystein in der Suppe gefunden, einen entzündungshemmenden Stoff, der abschwellend auf die Schleimhäute wirkt, und den Mineralstoff Zink, der sich sowieso heldenhaft für das Immunsystem einsetzt.

Annas und Lucindes magische Hühnersuppenrezept

Man nehme:

- ein Biohähnchen (besser als ein Suppenhuhn, dann wird die Brühe nicht so fett, und aus dem Fleisch kann man hinterher noch ein superleckeres Hühnerfrikassee machen)
- Suppengrün – kann man oft schon zusammengepackt im Supermarkt kaufen, oder man stellt es sich selbst nach Lust und Laune zusammen:
    - eine große Zwiebel
    - eine halbe Knollensellerie
    - zwei bis drei große Möhren
    - eine halbe Stange Porree
    - eine Pastinake
    - einen halben Bund Petersilie
- Gemüsebrühe
- ein bis zwei Lorbeerblätter
- Salz und Pfeffer
- Ingwer und Chili (werfen den Immunturbo an. Chili aber natürlich nur, wenn man Schärfe mag)

So wird's gemacht:

Das Huhn von innen und außen waschen, trockentupfen und mit den anderen Zutaten in einen großen, weiten Topf legen. Wasser zugeben, bis das Huhn gut bedeckt ist, und das Ganze auf kleiner Flamme ca. zwei Stunden köcheln lassen.

Je nach Gusto mit Zitrone abschmecken und mit Suppennudeln ergänzen.

Das Huhn abkühlen lassen und das Fleisch von den Knochen lösen. Entweder mit der Suppe essen oder ein Frikassee daraus kochen.

Nützliche Links

www.washabich.de
Ein Portal, bei dem man sich Ärztediagnosen von Medizinern übersetzen lassen kann – kostenlos.

www.esotericplus.com/hausapotheke/1.htm
Eine Seite, auf der eine naturheilkundliche Hausapotheke vorgestellt wird.

www.maennergesundheitsportal.de
Einiges Grundsätzliches. Von Männern (jedenfalls teilweise). Für Männer.

www.rki.de/DE/Content/Kommissionen/STIKO/Empfeh lungen/Impfempfehlungen_node.html
Empfehlungen der Ständigen Impfkommission. Als Überblick. Männer, sucht euren Impfausweis!

www.bzga.de/botmed_62000000.html
Die Bundeszentrale für gesundheitliche Aufklärung hat jede Menge gute und gut verständliche Artikel über alle Arten von Krankheiten.

www.apotheken-umschau.de/Grippe/Ist-es-eine-Grippe-oder-Erkaeltung-328009.html
Eine kleine Entscheidungshilfe.

www.hno-aerzte-im-netz.de/
Auch HNO-Ärzte erklären gern, was sie warum so tun, wie sie es tun. Nur haben sie meistens nicht so viel Zeit, deshalb hier im Netz ausführlicher.

www.naturheilmagazin.de/natuerlich-heilen/krankheiten-a-bis-z/grippe.html
Krankheiten, Krankheiten, Krankheiten, Naturheilkunde, Naturheilkunde, Naturheilkunde, säuberlich sortiert.

www.aponet.de/service/notdienstapotheke-finden.html
Von Freiburg bis Flensburg – welche Apotheke hat jetzt offen?

Epilogitis

Okay.

Wir haben die körperlichen Unterschiede aufgezeigt, Symptome beschrieben, Organe erklärt und Behandlungsmethoden vorgestellt. Kurz: Wir haben in jeder Hinsicht für ein besseres Verständnis zwischen Frauen und Männern gesorgt, oder? Und wir haben herausgefunden, dass die Männergrippe sogar was mit der Psyche zu tun hat.

»Jaja. Ihr immer mit eurer Psyche«, sagen die Männer und verdrehen kollektiv die Augen. So als ob »Psyche« etwas wäre, was nur Frauen haben, und etwas, womit man eher ungern in Verbindung gebracht werden will. Als Mann. Ähnlich wie Eisprünge, Handtaschen oder der Wunsch, über Dinge zu reden.

Tja, Männer. Bad news: Ihr habt auch eine. Zum Glück. Bei der Männergrippe kommt sie euch sicherlich ein wenig in die Quere. Das, was ihr sonst so an euch schätzt, nämlich eure körperliche Kraft, eure Brillanz, euren Intellekt, euren analytischen Blick – all das wird völlig eingenebelt und sorgt dafür, dass sich alles anders anfühlt. Genau. Gefühle. Einerseits wollt ihr die starken Maxe bleiben, andererseits – wenn ihr krank seid – am liebsten wieder zurück zu Mama. Dass eure Frau oder Freundin sich stattdessen um euch kümmert, euch betüdelt und bekocht, wenn es nicht gut geht, ist zwar nicht ganz dasselbe, aber ja auch sehr schön. Krank sein hat also durchaus etwas Positives. Endlich bekommt ihr die ausschließliche Aufmerksamkeit (wieder wie früher bei Mama), die ihr verdient! Das nennt man Krankheitsgewinn. Ganz genau. Und man muss aufpassen, dass man vor lauter Betüdelung auch den Weg zurück ins richtige Leben findet.

Gleichzeitig aber habt ihr ja diesen Anspruch an euch selbst, alles ganz männlich selbst wuppen zu können (siehe oben), und das nennt man – freundlich ausgedrückt – Selbstüberschätzung.

Manchmal braucht man Hilfe. Und wenn die fiesen kleinen grünen Bakterien sich hartnäckig in der Lunge festgesetzt haben, das Fieber hoch ist oder die Symptome nicht verschwinden, dann ist diese Hilfe nicht bei DMAX oder Hertha zu finden. Nein. Dann muss man zum Arzt. Dorthin zu gehen nennt man Vernunft oder gesunden Menschenverstand.

Wenn euch also eure Freundin, eure Frau oder gar eure Mutter rät, doch einen Doktor aufzusuchen, dann stellt euch vor, ihr geht auf eine Expedition, die die Menschheit dringend braucht: Zieht euch warm an, fahrt in die Praxis eures Hausarztes (oder lasst euch fahren), wappnet euch mental gegen weitere Keime im Wartezimmer, teilt eure Beschwerden mit dem Arzt, nehmt den goldenen Gral in Form eines Rezepts zur Erlangung von Medikamenten an euch, holt euch die Medikamente auch in der Apotheke, legt euch wieder ins Bett und werdet gesund!

Na ja. Vielleicht hängt die Menschheit nicht davon ab. Aber ihr. Und wir. Bleibt – oder werdet bald gesund. Denn wir brauchen euch noch.

Das, Männer, nennt man Liebe.

PS: Nach der Männergrippe ist natürlich vor der Männergrippe. Deshalb: nicht sofort wieder komplett durchstarten, Jungs, sondern immer schön ausheilen lassen und langsam wieder anfangen. Wir wollen euch ja nicht gleich nächste Woche wieder auf der Couch sehen. Wir meinen es nur gut. Das wäre schließlich nicht gut für euch. Und sehr schlecht für uns. Es heißt aber nicht, dass man den Müll nicht runtertragen kann. Schon klar, oder?

Danke!

Liebe Jennifer Kroll, dieser eine denkwürdige Tag im März, als wir auf der Couch in deinem Büro saßen und die Idee zu diesem Buch entstand ... Wer hätte gedacht, dass wir es heute und hier in den Händen halten können ☺. Außer dir natürlich. Du hast uns dieses Projekt zugetraut – dafür vielen Dank. Auch dafür, dass wir beide so die Gelegenheit bekamen, gemeinsam ein Projekt zu realisieren und unser medizinisches Wissen zusammenzuwerfen.

Danke, Katrin Bojarzin und Kathrin Riechers, mit euch ist jedes Buch ein Vergnügen.

Danke, Susanne Röltgen, für das unkomplizierte und bereichernde Lektorat. Wie schön, dass du so viel Spaß an unserem Text hattest.

Liebe Rosanna Motz, das Cover ist großartig!

Ganz herzlichen Dank natürlich auch an Marion Nielsen und Hannah Kaiser für die intensive Pressearbeit.

Und überhaupt: Danke Eden Books, ihr seid ein tolles Team!

Danke, allerbeste Anja Koeseling, Agentur Scriptzz. Du begleitest uns an unsere Grenzen und darüber hinaus. Ohne dich würde es dieses Buch und das Autorenteam gar nicht erst geben.

Danke, liebe Frau Dr. Annerose Gralla-Kerp und Frau Dr. Angela Steer-Reeh, die ihr dieses Buch Probe gelesen und auf medizinische Fehler untersucht habt. Wenn jetzt noch welche drin sind, ist es trotzdem unsere Schuld.

Danke, liebe Frauen, die ihr das Buch gelesen, verschenkt, gekauft, darüber gelacht und darin hoffentlich auch den einen oder anderen hilfreichen Hinweis gefunden habt.

Und vor allem DANKE, MÄNNER! Dass ihr uns teilhaben lasst an eurem Leiden, na ja und auch ein bisschen an eurem Leben.

Danke, dass ihr über euch selbst lachen könnt und – zumindest hinterher – auch über die Männergrippe mit all ihren Symptomen.

Danke, dass ihr seid, wie ihr seid – ohne euch hätten wir gar keinen Stoff gehabt.

Impressum

Dr. Anna Herzog und Lucinde Hutzenlaub
Männergrippe
Husten, Schnupfen, Heiserkeit und andere für Kerle lebensbedrohliche Zustände
ISBN: 978-3-95910-194-3

Eden Books
Ein Verlag der Edel Germany GmbH
Copyright © 2018 Edel Germany GmbH, Neumühlen 17, 22763 Hamburg
www.edenbooks.de | www.facebook.com/EdenBooksBerlin | www.edel.com
3. Auflage 2018

Einige der Personen im Text sind aus Gründen des Persönlichkeitsschutzes
anonymisiert.

Projektkoordination: Katrin Bojarzin und Kathrin Riechers
Lektorat: Susanne Röltgen
Umschlaggestaltung: Rosanna Motz
Illustrationen: © Kristijana
Coverfoto: © Javier Brosch / Shutterstock.com
Layout und Satz: Datagrafix GmbH, Berlin | www.datagrafix.com
Druck und Bindung: optimal media GmbH, Glienholzweg 7, 17207 Röbel/Müritz

Das FSC®-zertifizierte Papier *Holmen Book Cream* für dieses Buch lieferte Holmen Paper, Hallstavik, Schweden.

Dieses Buch ist auch als E-Book erhältlich.

Um die kulturelle Vielfalt zu erhalten, gibt es in Deutschland und in Österreich
die gesetzliche Buchpreisbindung. Für Sie, liebe Leserin und lieber Leser, bedeutet das, dass Ihr verlagsneues Buch jeweils überall dasselbe kostet, egal, ob Sie
Ihre Bücher gern im Internet, in einer großen Buchhandlung oder beim kleinen
Buchhändler um die Ecke kaufen.